药食同源手绘本草

刘明　张玥　主　编

全国百佳图书出版单位

中国中医药出版社

·北　京·

图书在版编目（CIP）数据

药食同源手绘本草 / 刘明，张玥主编 . — 北京：
中国中医药出版社，2024.5
ISBN 978-7-5132-8556-8

Ⅰ . ①药… Ⅱ . ①刘… ②张… Ⅲ . ①中草药—图集
Ⅳ . ① R282-64

中国国家版本馆 CIP 数据核字（2023）第 224548 号

中国中医药出版社出版

北京经济技术开发区科创十三街 31 号院二区 8 号楼
邮政编码　100176
传真　010 - 64405721
河北新华第二印刷有限责任公司印刷
各地新华书店经销

开本 880×1230　1/32　印张 11　字数 309 千字
2024 年 5 月第 1 版　2024 年 5 月第 1 次印刷
书号　ISBN 978-7-5132-8556-8

定价　68.00 元
网址　www.cptcm.com

服 务 热 线　010-64405510
购 书 热 线　010-89535836
维 权 打 假　010-64405753

微信服务号　**zgzyycbs**
微商城网址　**https://kdt.im/LIdUGr**
官 方 微 博　**http://e.weibo.com/cptcm**
天猫旗舰店网址　**https://zgzyycbs.tmall.com**

《药食同源手绘本草》
编委会

主　编　刘　明　张　玥

副主编　赵德杰　张玉冬　赵亚男　张幼雯　刘　强

　　　　张静瑜

编　委　(按姓氏笔画排序)

　　　　王　冠　冯　凤　毕　路　任东铭　刘　兵

　　　　刘君泽　刘效敏　李淑彤　杨纯旭　张　军

　　　　张筱杉　季　博　程志新　魏建梁

插　画　刘　明

序

　　中医治病的重要特点之一是所用之药尽取天地间自然之物，包括植物、矿物、动物等，种类繁多，多不胜举。药物中不乏药食两用之品，故有"药食同源"之论，由此形成了独具特色的药膳食疗文化。兼具药用和食用两方面特点的中药，是大自然给予人类最好的养身、防病和治病的恩赐。

　　药膳是一般百姓都可以掌握制作的，在日常生活中，我们经常自觉或不自觉地食用药膳。熟悉一些药食两用中药的形态、特点、功效乃至其历史渊源和调制方法，对于养生防病、延年益寿都很有必要。

　　我与刘明教授为大学同窗，相熟数十载。他具有深厚的中国传统文化底蕴，热爱生活，情趣高雅。他不仅是经验丰富的中医外科临床大家，而且尤善笔墨丹青，一手端庄秀逸的书法如行云流水、清雅自然，一幅幅描绘花鸟鱼虫的丹青小品也意蕴缥缈、云水禅心。此次编撰的《药食同源手绘本草》一书，是他们团队将原创的手绘本草之美、诗歌意境之魅和药膳食疗之绝融为一体的倾心力作。细细品读，不仅可以从这些常见中药里领略其中蕴含的中国传统诗画深厚隽永的文化精神，而且从专业角度入手，向大家展示这些药食同源的中药的特点和经典药膳，是一本内容丰富、不可多得的介绍药食同源物品的科普读物。

　　今值此书锓板之际，有幸先睹为快，捧读佳作，欣然不已，愿略书数语忝赘篇首，以示祝贺！

　　　　　　　　山东中医药大学中医文献与文化研究院　刘更生
　　　　　　　　甲辰清明前一日

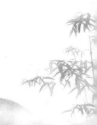

前言

　　中医学是中华文明的瑰宝，正在吸引全世界人们的目光。也许有人着迷于她那抽象的阴阳五行理论，因为她无形、无声、无色，微妙玄通；但编者认为，更让人着迷的、与西医药迥异的，是中医学常用的中药本草，它们是那样的形态各异、色香味俱全。中药本草能防病治病，让人不得不感叹大自然的博大精深，不得不感恩大自然。中药本草还有一大特点，就是药食同源。几千年的文化传承，使得中华民族善于通过食疗药膳来调节身体状态，达到防病治病、延年益寿的效果。但是，目前介绍药食同源的书籍，大多注重知识的传播和文字的描述，有些书籍的配图多是药材、食材的照片，对中药的美感和相关传统文化的介绍不足，大大影响了书籍的可读性和趣味性。

　　本书根据国家卫生健康委员会公布的《既是食品又是药品的物品名单》精心筛选出 110 种药食同源的药物，按照药用部位分为 8 大类，即根茎类、皮类、叶类、花类、果实类、种子类、全草类和动物类及藻菌类。每味药物从别名、手绘画、诗画本草、物华撷珍、药膳食疗、医海拾贝等方面展现中药的故事和用途。其中手绘画以国画小写意风格绘制中药动植物及食材的主要形态，并不拘泥于药用部位；根据中医理论文献及作者的临床经验，分别介绍中药的别名，让不同地域的读者都感到亲切；诗画本草中，穿越时空隧道，介绍与此中药相关的古代诗词和人文情趣；物华撷珍中，介绍中药的动植物形态和传说趣谈，随后介绍此味中药的性味归经、功效、主治病症、用法用量和注意事项；然后推荐此味中药的药膳食疗方；最后在医海拾贝中以原汁原味的古文,拓展中药在历史传承中的先贤认知。总之,本书通过手绘国画、介绍古诗词、讲述传说故事,力求将中药的美妙之处呈现得淋漓尽致。

　　本书的编写人员既有从事多年中医药工作的临床医生,丰富的中医药实践经验更有利于将中药的药性理论、疗病愈疾、食疗养生等多个方面呈现得科学可信;也有传统书画爱好者,大胆地使用中国传统书画的技法,细心描绘了药食同源动植物中药的生动外貌。写作过程中,编者更是挖掘博大精深、与中药相关的诗词、传说和中医药知识,尤其着力推介在日常生活中可以应用的药膳方法及注意事项,以此提供简明实用的养生指导。本书集知识性、趣味性、实用性和观赏性于一体,不仅可以全面欣赏中药本草的文化之美,而且为体验药膳食疗、养生保健提供指导,还可作为药食两用之品的科普速查宝典,适合广大中医药院校读者、中医药爱好者、药膳研究人员、营养师以及普通群众阅读使用。

　　本书在编写过程中参阅了大量文献资料,由于时间仓促、编者水平所限,疏漏不当之处实属难免,敬请广大读者赐教雅正!

编者

2024 年于泉城济南

目录

第一章

根茎类药

根茎类药是指入药部分为根茎或带有少量根部或肉质鳞叶的地下茎类中药材。大多数根茎类在土壤中向下生长，质地多坚实，功用常表现为下行、向内的趋势，有潜阳、止咳等功效；根茎类药多属沉降药，其性多寒凉，味属酸、苦、咸。部分根茎类中药味甘，性平或偏凉，入脾、肺、肾经，具有滋阴润燥、补脾肾、益肺生津的功效，特别是药食同源的根茎类药中药，不仅可以代茶饮，或为调料增加菜肴的风味，在某些方面还可起到保健、补益、提高机体免疫力、预防疾病的作用。本章筛选了生姜、白芷、葛根、芦根、干姜、高良姜、薤白、白茅根、桔梗、天麻、人参、西洋参、党参、黄芪、山药、甘草、当归、铁皮石斛、玉竹、黄精这20种药食同源的根茎类药进行解析，方便读者深入认识、了解这些根茎类药的特征与功效，为将这些根茎类药更好地融入我们的日常起居饮食中打下基础。

shēng jiāng
生 姜

别名：姜根，百辣云，勾装指，因地辛，鲜生姜。

物华撷珍

　　生姜为姜科植物姜的新鲜根茎。气香特异，味辛辣。以质嫩者为佳。生姜的根茎、姜皮、姜叶均可入药，也可提取芳香油，用于食品、饮料及化妆品香料中。生姜还可作烹调配料或制成酱菜、糖姜。

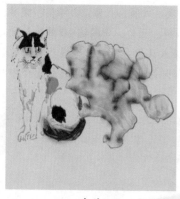

生姜

　　食用生姜的历史在我国十分悠久。古时神农尝百草以辨药性，某天他误食毒物昏迷，醒后发现躺卧之处有一丛青草，顺手一拔，把它的块根放在嘴里咀嚼。须臾，肚子便开始咕咕作响，泄泻过后，身体痊愈。神农姓姜，他就把这尖叶草取名为"生姜"，意思是它的作用神奇，能让自己起死回生。

【性味归经】辛，微温。归肺、脾、胃经。

【功　　效】解表散寒，温中止呕，化痰止咳，解鱼蟹毒。

【主治病症】风寒感冒，脾胃寒证，胃寒呕吐，寒痰咳嗽，鱼蟹中毒。

【用法用量】水煎服，3～10g。

【注意事项】本品助火伤阴，故热盛及阴虚内热者忌服。

药膳食疗

• **红糖生姜汤**

做法：红糖50g，大枣15g。煎煮20分钟后，加入生姜（切片）20g，再煎5分钟即可。

功效：活血化瘀，发汗解表，温中止呕。

• **萝卜生姜汁**

做法：萝卜、生姜洗净，萝卜连皮，生姜刮皮，两者均切碎捣烂，用干净纱布绞汁，将上汁分次慢慢咽服。

功效：祛风散寒，解毒消肿。

医海拾贝

• 《本草衍义》：生姜，治暴逆气，嚼两三皂子大，下咽定，屡服屡定。初得寒热痰嗽，烧一块含啮之，终日间嗽自愈。暴赤眼无疮者，以古铜钱刮净姜上，取汁于钱唇点目，热泪出，今日点，来日愈。但小儿甚惧，不须疑，已试良验。

• 《本草图经》：生姜，生犍为山谷及荆州、扬州。今处处有之，以汉、温、池州者为良。苗高两三尺，叶似箭竹而长，两两相对，苗青，根黄，无花实。秋时采根，于长流水洗过，日晒为干姜。

bái   zhǐ

白 芷

别名：薜芷，芳香，苻蓠，泽芬。

【诗画本草】

《越来溪》

明·杨基

远岫如蛾眉，紫菱盖绿漪。

小娃木兰桨，采菱溪上归。

溪风摇白芷，撩乱绩花起。

疑是越兵来，旌旗照秋水。

物华撷珍

白芷为伞形科植物白
芷或杭白芷的干燥根。主
产于浙江、四川、河南、
河北。夏、秋间叶黄时采
挖，除去须根和泥沙，晒
干或低温干燥。切厚片。
本品气芳香，味辛，微苦。
以粉性足、棕色油点多、
香气浓郁者为佳。

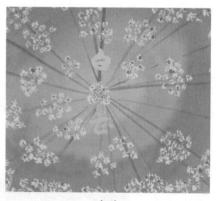

白芷

据传北宋初年，南方一富商之女，每逢行经腹痛剧烈，每况愈下，遂前往京都遍寻名医。行至汴梁，富商女适逢经期，腹痛难耐。正遇一采药老叟，详询病情后，老叟从药篓中取出白芷相赠，嘱其洗净后水煎饮服。富商谢过，遂按法煎制，一煎服痛缓，二煎服痛止，再服几剂，女子行经期间安然无恙。自此，妇女行经不舒，煎服白芷，在民间广为流传。

【性味归经】辛，温。归肺、胃、大肠经。

【功　　效】解表散寒，祛风止痛，宣通鼻窍，燥湿止带，消肿排脓。

【主治病症】风寒感冒，头痛，眉棱骨痛，牙痛，风湿痹痛，鼻衄，鼻渊，鼻塞流涕，带下，疮疡肿痛，皮肤风湿瘙痒。

【用法用量】水煎服，3～10g。外用适量。

【注意事项】本品辛香温燥，阴虚血热者忌服。

药膳食疗

· 川芎白芷蜜饮

做法：川芎 15g，白芷 10g，细辛 5g，苍耳子 10g，分别拣杂，洗净，晾干或晒干，切碎后，同放入砂锅，加水浸泡片刻，煎煮 30 分钟，用洁净纱布过滤，去渣，取滤汁放入容器，待其温热时，兑入蜂蜜 30g，拌和均匀即成。

功效：行气通窍，活血止痛。

- **白芷当归鲤鱼汤**

  做法：白芷15g，黄芪12g，当归、枸杞各8g，洗净，稍浸泡且红枣去核；鲤鱼宰洗净，去肠杂等，置油锅慢火煎至微黄。与生姜3片一起放进瓦煲里，加入清水2000mL，武火煲沸后，改为文火煲约1.5小时，调入适量食盐便可。

  功效：通经活血，滋补肝肾。

医海拾贝

- 《日华子本草》：白芷能止痛生肌，去面疵肤瘢。
- 《本草纲目》：白芷，色白味辛，行手阳明庚金；性温气厚，行足阳明戊土；芳香上达，入手太阴肺经……如头、目、眉、齿诸病，三经之风热也；如漏、带、痈疽诸病，三经之湿热也；风热者辛以散之，湿热者温以除之。为阳明主药，故又能治血病、胎病，而排脓生肌止痛。治鼻渊、鼻衄，齿痛，眉棱骨痛，大肠风秘、小便去血，妇人血风眩运，翻胃吐食；解砒毒，蛇伤，刀箭金创。

葛 根
gé gēn

别名：甘葛，葛条，葛藤。

【诗画本草】

《初夏三首（其三）》

宋·王镃

竹鸡啼雨隔林塘，四月山深梅未黄。

水近洞门云气湿，葛花开上石眠床。

物华撷珍

　　葛根为豆科植物野葛或甘葛藤的干燥根。前者习称"野葛"，后者习称"粉葛"。野葛以质疏松、切面纤维性强者为佳；粉葛以块大，质坚实，色白，粉性足，纤维少者为佳。野葛的花被称作葛花，味甘，性平，无毒，入脾、胃、肺经，有解酒毒、醒脾和胃之效。可用于饮酒过度后的发热烦渴、头痛头

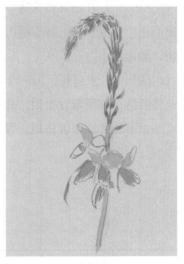

葛根花

昏、呕吐、胸膈饱胀等症。而南宋王镃在《初夏》诗中就描写了带有葛花的初夏的景象：隔着池塘，林子里的竹鸡在雨中啼鸣，四月的深山还未至梅雨季，洞口水雾缭绕，洞边石床上的葛花开放。

关于葛根的药用价值也有传说。古时湘西某土司之女与汉族小伙相恋，因双方父母持反对态度，这对恋人双双奔赴深山老林之中。入山后不久，小伙身染重疾，神志不清，面红目赤，疙瘩遍布。姑娘急得失声痛哭，惊动了一位鹤发童颜的道士。道士给小伙子服用一株仙草根，小伙子不久后身体便痊愈。这对夫妻后来得知这种仙草叫葛根，遂长期服食，自此身轻体健、容颜不老，双双活过百岁，传为一段佳话。

【性味归经】甘、辛，凉。归脾、胃、肺经。

【功　　效】解肌退热，生津止渴，透疹，升阳止泻，通经活络，解酒毒。

【主治病症】外感发热头痛，项背强痛，热病口渴，消渴，麻疹不透，热泄热痢，脾虚泄泻，中风偏瘫，胸痹心痛，眩晕头痛，酒毒伤中。

【用法用量】水煎服，10～15g。解肌退热、生津止渴、透疹、通经活络、解酒毒宜生用，升阳止泻宜煨用。

【注意事项】虚寒者忌用，胃寒呕吐者慎用。

- ### 葛根茶

  做法：葛根洗净切成薄片，每天 30g，加水煮沸后当茶饮用。

  功效：清热解毒，醒酒健胃。

- ### 桂花葛粉羹

  做法：葛根磨粉后，先用凉开水适量调匀葛粉，再用沸水冲化葛粉，使之成晶莹透明状，加入桂花糖调拌均匀即可。

  功效：清热生津，解肌发表。

医海拾贝

- 《名医别录》：无毒。主治伤寒中风头痛，解肌发表出汗，开腠理，疗金疮，止痛，胁风痛。生根汁，大寒，治消渴，伤寒壮热。

- 《神农本草经》：味甘，平。主消渴，身大热，呕吐，诸痹，起阴气，解诸毒。

- 《本草纲目》：轻可去实，升麻、葛根之属。盖麻黄乃太阳经药，兼入肺经，肺主皮毛。葛根乃阳明经药，兼入脾经，脾主肌肉。故二味药皆轻扬发散，而所入迥然不同也。散郁火。

- 《日华子本草》：冷。治胃膈热，心烦闷，热狂，止血痢，通小肠，排脓，破血，敷蛇虫啮。

芦根

lú gēn

别名：芦茅根，苇根，甜梗子。

【诗画本草】

《宝应舟中月夜》

清·厉鹗

芦根渺渺望无涯，雁落圆沙几点排？

明月堕烟霜着水，行人今夜宿清淮。

物华撷珍

芦根为禾本科植物芦苇的新鲜或干燥根茎。生于江河湖泽、池塘沟渠沿岸和低湿地。全年均可采挖，除去芽、须根及膜状叶，洗净，切段。本品气微，味甘。以条粗均匀、色黄白、有光泽、无须根者为佳。鲜用或晒干用。

相传在秋冬交季时，一户人家的孩子感受风寒，满面通红，高热不退，昏睡不醒，家里的银两早因寻医问药花完了，但病情仍未好转。某日门外来了一名乞丐，乞丐得知病情后对这户人家说："退热不一定非吃羚羊角，你赶快到池塘边挖些芦根，用水洗干净后，给孩子煎成汤药喝，这热就自然退了。"这家人连忙到附近池塘边上挖了些鲜芦根，用水洗去根上的泥沙，切成半寸长，煎成汤给孩子灌下去。3剂过后，孩子果然热退病愈。

【性味归经】甘，寒。归肺、胃经。

【功　　效】清热泻火，生津止渴，除烦，止呕，利尿。

【主治病症】热病烦渴，肺热咳嗽，肺痈吐脓，胃热呕哕，热淋涩痛。

【用法用量】水煎服，15～30g；鲜品用量加倍，或捣汁用。

【注意事项】脾胃虚寒者慎用。

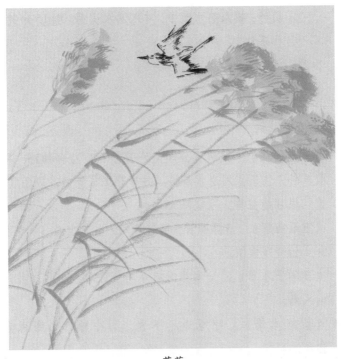

芦苇

药膳食疗

- ### 红米芦根粥

  做法：鲜芦根 30g 洗净，切成小段，煎煮取汁，去渣，
  　　　入红米 50g 同煮粥，煮粥宜稀薄。

  功效：健脾生津。适用于脾胃阴虚而致呕吐及吞咽困
  　　　难等。

- ### 芦根茶

  做法：芦根 30g，鲜萝卜 30g，葱白 12g，青橄榄 6 枚，
  　　　切碎，放入热水瓶中，冲入沸水适量，焖 15 分钟，
  　　　代茶饮。

  功效：清热解毒，生津止渴。

医海拾贝

- 《本草纲目》：按《雷公炮炙论·序》云，益食加筋，须
  煎芦朴。注云，用逆水芦根，并厚朴二味等份，煎汤服。
  盖芦根甘能益胃，寒能降火故也。

- 《玉楸药解》：清降肺胃，消荡郁烦，生津止渴，除呕下
  食，治噎哕懊恢。

- 《日华子本草》：治寒热时疾烦闷，妊孕人心热，并泻
  痢人渴。

- 《新修本草》：疗呕逆不下食、胃中热、伤寒患者
  弥良。

<ruby>干<rt>gān</rt></ruby> <ruby>姜<rt>jiāng</rt></ruby>

别名：白姜，均姜，干生姜。

【诗画本草】

《王良百一歌 疮痍 二》

唐·徐成

贴疮须用药，艾炙且令焦。

干姜将入内，根出始方消。

物华撷珍

干姜为姜科植物姜
的干燥根茎。冬季采收，
除去须根和泥沙，晒干
或低温干燥。趁鲜切片
晒干或低温干燥者称为
"干姜片"。本品气香
特异，味辛辣。以质坚
实、断面色黄白、粉性
足、气味浓、少筋脉者佳。
生用或炒炭用。

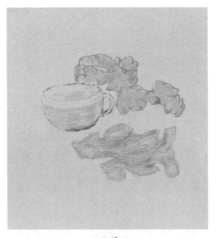

干姜

清代医家吴鞠通外出时，在街上见一村妇，面色苍白，已然晕死。吴鞠通上前一摸，村妇四肢厥冷，脉细微欲绝。当时吴鞠通未带针药，情急之下想起身上有块干姜，马上让村妇的丈夫熬汤灌服。服后不到一炷香的时间，妇人慢慢睁开了眼睛，醒了过来，围观者都不禁为吴鞠通的医术拍案叫绝。

【性味归经】辛，热。归脾、胃、肾、心、肺经。

【功　　效】温中散寒，回阳通脉，温肺化饮。

【主治病症】脾胃寒证，脘腹冷痛，呕吐泄泻，亡阳证，肢冷脉微，寒饮喘咳。

【用法用量】水煎服，3～10g。

【注意事项】本品辛热燥烈，阴虚内热、血热妄行者忌用。

药膳食疗

• 姜枣红糖汤

做法：大枣去核洗净，干姜洗净切片，加红糖煎汤服。

功效：补脾胃，温中益气。适用于寒湿凝滞型及气血虚型痛经。

• 干姜羊肉汤

做法：羊肉200g，干姜25g。砂锅置于火上，加入水适量，放入羊肉和干姜炖煮至熟，加盐、葱、胡椒粉调味即可。

功效：温里散寒。

- 《本草纲目》：干姜，能引血药入血分、气药入气分。又能去恶养新，有阳生阴长之意，故血虚者用之。凡人吐血、衄血、下血，有阴无阳者，亦宜用之，乃热因热用，从治之法也。

- 《本草经疏》：炮姜，辛可散邪理结，温可除寒通气，故主胸满咳逆上气，温中出汗，逐风湿痹，下痢因于寒冷，止腹痛。其言止血者，盖血虚则发热，热则血妄行，干姜炒黑，能引诸补血药入阴分，血得补则阴生而热退，血不妄行矣。治肠澼，亦其义也。

- 《神农本草经》：主胸满咳逆上气，温中，止血，出汗，逐风湿痹，肠澼下利，生者尤良。

gāo liáng jiāng
高良姜

别名：风姜，膏凉姜，蛮姜，小凉姜。

【诗画本草】

《杏花天·咏汤》

宋·吴文英

蛮姜豆蔻相思味。算却在、春风舌底。
江清爱与消残醉。悴憔文园病起。
停嘶骑、歌眉送意。记晓色、东城梦里。
紫檀晕浅香波细。肠断垂杨小市。

物华撷珍

　　高良姜为姜科植物高良姜的干燥根茎。主产于广东、海南。夏末秋初采挖，除去须根和残留的鳞片，洗净，切段，晒干。本品气芳香，味辛辣。以色棕红、味辛辣者为佳。生用。

　　高良姜是广东省的道地药材，以徐闻县所产的最为闻名，又被称为徐闻良姜，徐闻良姜有"中国神姜王"的美誉。苏东坡还专门写诗称赞道："秦时明月汉时关，冠头岭上高良姜。

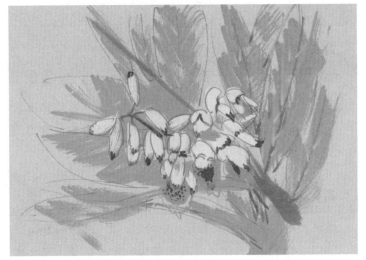

高良姜

香飘四季闻海内，本草遗风此处扬。"诗中的冠头岭就位于徐闻县。高良姜适合生长在山坡草地或者灌木丛中，能耐受高温度、高湿度的环境，但不耐强光照射，因根茎长得很像乌药，也称作"埋光乌药"。

【性味归经】辛，热。归脾、胃经。

【功　　效】温中止呕，散寒止痛。

【主治病症】脘腹冷痛，胃寒呕吐，嗳气吞酸。

【用法用量】水煎服，3～6g。

【注意事项】阴虚火盛型胃肠疾病者忌用。

• 高良姜香附茶

做法：高良姜 100g，香附 200g，洗净，烘干后研成末。
每 10g 为 1 包，加入适量红糖，装入滤纸包中。
每次取 1 包用沸水冲泡，加盖焖 15 分钟后饮用。

功效：温胃止痛。

• 高良姜香附鸡肉汤

做法：鸡肉 250g，放入开水中焯过。把高良姜 15g，香附 12g，红枣 4 枚放入锅内，加水适量，武火煮沸后，文火煮 2 小时，调味即可。

功效：行气疏肝，祛寒止痛。

药食同源 手绘本草

医海拾贝

- 《本草经疏》：如胃火作呕，伤暑霍乱，火热注泻，心虚作痛，法咸忌之。

- 《本草新编》：良姜，止心中之痛，然亦必与苍术同用为妙，否则有愈有不愈，以良姜不能去湿故耳。

- 《本经逢原》：良姜，寒疝小腹掣痛，须同茴香用之。产后下焦虚寒，瘀血不行，小腹结痛者加用之。

- 《本草求真》：良姜，同姜、附则能入胃散寒；同香附则能除寒祛郁。若伤暑泄泻，实热腹痛切忌。此虽与干姜性同，但干姜经炮经制，则能以去内寒，此则辛散之极，故能以辟外寒之气也。

薤 白

^{xiè　bái}

别名：野薤，野葱，薤白头。

【诗画本草】

《访隐》

唐·李商隐

路到层峰断，门依老树开。

月从平楚转，泉自上方来。

薤白罗朝馔，松黄暖夜杯。

相留笑孙绰，空解赋天台。

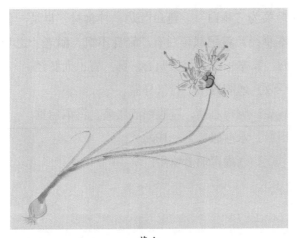

薤白

薤白为百合科植物小根蒜或薤的干燥鳞茎。夏、秋二季采挖，洗净，除去须根，蒸透或置沸水中烫透，晒干。本品有蒜臭，味微辣。以个大、饱满、色黄白、半透明者为佳。生用。因为薤白叶的形状近似韭，《本草纲目》中记载两者的区别："韭叶中实而扁，有剑脊；薤叶中空，似细葱叶而有棱，气亦如葱。"

相传有个名为薤白的人在京城做官，公务繁忙，积劳成疾，患了胸痹。太医诊治后对他说，要治疗胸痹，最好辞官静养。薤白听其劝告到寺庙静养，每天锻炼，与庙里的小和尚登山挖野菜食用。八九个月之后，身体果然康复了，为此薤白特意去感谢太医。太医见其康复之快也大为震惊，恰巧皇上也得了该病，于是两人一同面圣，推荐皇上食用这种野菜，皇上依言食用，果然也很快痊愈。一时间"野菜"能治胸痹的消息传遍了京城的大街小巷。后来人们为了方便记忆，便称该野菜为"薤白"。薤白既是一种食材，也是一种药材，《神农本草经》就记载薤白有"轻身不饥，耐老"之功。

【性味归经】辛、苦，温。归心、肺、胃、大肠经。

【功　　效】通阳散结，行气导滞。

【主治病症】胸痹心痛，脘腹痞满胀痛，泻痢后重。

【用法用量】水煎服，5 ~ 10g。

【注意事项】气虚胃弱者慎用。

- **薤白葱粥**

  做法：薤白 10g，葱白 3 根，洗净切碎，与粳米 50g 同时入锅内，加水适量煮成稀粥。

  功效：行气宽胸。

- **人参薤白粥**

  做法：取薤白 10g，人参 5g，小米 50g，鸡蛋 3 个。将人参切薄片，放入砂锅中，加入适量清水，煎取浓汁，然后加入小米煮粥，粥将成时加鸡蛋清及薤白，煮熟即可。

  功效：下气导滞，和胃益气，散寒通阳。

医海拾贝

- 《本草图经》：凡用葱、薤，皆去青留白，云白冷而青热也，故断赤下方取薤白同黄柏煮服之，言其性冷而解毒也。

- 《本草求真》：薤，味辛则散，散则能使在上寒滞立消；味苦则降，降则能使在下寒滞立下；气温则散，散则能使在中寒滞立除；体滑则通，通则能使久痼寒滞立解。

bái máo gēn
白茅根

别名：丝茅草，茅草，白茅草。

【诗画本草】

《堂成》

唐·杜甫

背郭堂成荫白茅，缘江路熟俯青郊。

桤林碍日吟风叶，笼竹和烟滴露梢。

暂止飞乌将数子，频来语燕定新巢。

旁人错比扬雄宅，懒惰无心作解嘲。

物华撷珍

　　白茅根为禾本科植物白茅的干燥根茎。春、秋二季采挖，洗净，晒干，除去须根和膜质叶鞘，捆成小把。切段。本品气微，味微甜。以色白、味甜者为佳。生用或炒炭用。

　　相传张仲景行医至洛阳时，衣衫褴褛的李生请他为自己看病。张仲景把脉后说："你很健康，根本没有病。"李生说："我得的是穷病，请您诊治。"张仲景思考良久，写下药方：白茅根，洗净晒干，塞满房屋。李生回家按张仲景的要求照做。当年冬天和第二年春天，洛阳一带瘟疫盛行蔓延，针对疫情所

bái máo gēn
白茅根

别名：丝茅草，茅草，白茅草。

表现出来的病症，张仲景开的方子之中均有白茅根，少则三钱，多则一两。白茅根一时之间变成了奇缺的金贵药材，李生因此大赚了一笔。他用赚的钱买粮食，分发给当地的穷苦百姓，让大家都过上了安稳的生活。

【性味归经】甘，寒。归肺、胃、膀胱经。

【功　　效】凉血止血，清热利尿。

【主治病症】血热咳血，吐血，衄血，尿血，热病烦渴，肺热咳嗽，胃热呕吐，湿热黄疸，水肿尿少，热淋涩痛。

【用法用量】水煎服，9～30g。鲜品加倍。止血多炒炭用，清热利尿宜生用。

【注意事项】脾胃虚寒，溲多不渴者忌服。

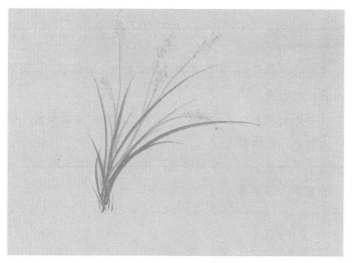

白茅

• 白茅根粥

做法：新鲜白茅根 30g，大米 100g，冰糖 10g，先煮大米至米粒开花。加入白茅根煮至浓稠状，调入冰糖煮融即可。

功效：清热降火，健脾益胃。

• 茅根甘蔗胡萝卜汤

做法：白茅根 30g，甘蔗半根，胡萝卜 1 根，均洗净切块。一起放入锅中，加水烧开，煮 30 分钟左右，加适量冰糖调味。

功效：清热利尿，养阴止渴。

药食同源 手绘本草

医海拾贝

- 《神农本草经》：劳伤虚羸，补中益气，除瘀血、血闭寒热，利小便。
- 《名医别录》：下五淋，除客热在肠胃，止渴坚筋，妇人崩中。久服利人。
- 《本草纲目》：止吐衄诸血，伤寒哕逆，肺热喘急，水肿黄疸，解酒毒。

桔 梗
jié gěng

别名：包袱花，铃哨花，僧帽花，道拉基。

【诗画本草】

《桔梗花》

日本·纪有则

桔梗开花日，秋来已有声。

四郊多白露，草叶色将更。

物华撷珍

桔梗为桔梗科植物桔梗的干燥根。全国大部分地区均产。春、秋二季采挖，洗净，除去须根，趁鲜剥去外皮或不去外皮，干燥。切厚片。本品气微，味微甜后苦。以色白、味苦者为佳。生用。

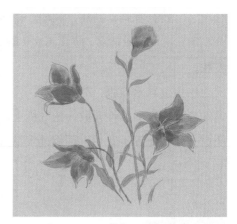

桔梗

桔梗在先秦时期便有广泛的应用。有一次齐宣王要求其女婿淳于髡推荐人才，淳于髡一下推荐了7位。这让齐宣王颇为不满，向淳于髡诘问道："我听说，若是千里之内能有个贤士，百代之中能有个圣人，都算是难得了。你这一天就给我推荐了7个，不觉得有点多吗？"面对齐宣王的疑问，淳于髡并不慌张，他隐约中闻到了空气之中残留的中药味儿，心下打定主意道："大王您可知道名贵的药材桔梗吗？如果去湖泊池沼寻找桔梗，几代人也不见得能找到一株，但到了山的北坡上，桔梗却多得可以塞满马车。寻找人才也一样，他们说人才稀有，是寻找的方法不对，我找到了贤人聚集之地，所以可以成群成群地推荐。"淳于髡说的人才聚集之地，其实就是齐国汇集天下名士的"稷下学宫"，自此之后就有了将贤才比作桔梗的说法。

【性味归经】苦、辛，平。归肺经。

【功　　效】宣肺，祛痰，利咽，排脓。

【主治病症】咳嗽痰多，咳痰不爽，胸闷不畅，咽痛音哑，肺痈吐脓。

【用法用量】水煎服，3～10g。

【注意事项】本品性升散，凡气机上逆，呕吐、呛咳、眩晕、阴虚火旺咳血等不宜用。用量过大易致恶心呕吐。

- **桔梗冬瓜汤**

  做法：冬瓜 150g，杏仁 10g，桔梗 9g，甘草 6g，盐、大蒜、葱、酱油、味精各适量。冬瓜洗净，切块，放入锅中，加入油、盐煸炒后，再加适量清水，然后放入杏仁、桔梗、甘草一并煎煮，至熟后，以盐、大蒜等调料调味即成。

  功效：疏风清热，宣肺止咳。

- **桔梗猪腰汤**

  做法：猪腰 1 个切片，用油、盐、酒各适量拌匀，桔梗 30g，党参 30g，水适量，大火煮沸；加入豆芽 150g，改用小火煮 15 分钟；再加入猪腰，小火煮 15 分钟。

  功效：滋肾润燥，益气生津。

医海拾贝

- 《本草纲目》：主口舌生疮，赤目肿痛。
- 《神农本草经》：主胸胁痛如刀刺，腹满肠鸣幽幽，惊恐悸气。
- 《名医别录》：利五脏肠胃，补血气，除寒热风痹，温中消谷，疗喉咽痛，下蛊毒。

tiān má
天 麻

别名：赤箭，鬼督邮，神草，定风草，水洋芋。

【诗画本草】

《本草诗》

清·赵瑾叔

名透天麻赤箭芝，御风草似有参差。

头眩眼黑医衰老，惊气风痫治小儿。

蹇涩语言声自转，软疼腰膝足能移。

时人蜜渍充为果，入药须教酒焙之。

物华撷珍

天麻为兰科植物天麻的干燥块茎。立冬后至次年清明前采挖。冬季茎枯时采挖者名"冬麻"，质量优良；春季发芽时采挖者名"春麻"，质量较差。采挖后，立即洗净，蒸透，敞开低温干燥。本品气微，味甘，久嚼有黏性。以色黄白、角质样、切面半透明者为佳。

中国古典名著《红楼梦》中有天麻运用的描写。夏金桂气病薛姨妈，薛姨妈感胸胁疼痛、气血不顺。多亏了"天麻钩藤煲乌鸡"，薛姨妈才得以康复。而被众人寄予厚望的贾兰，在求学之路上也离不开天麻这味药材，"天麻首乌枸杞煲珍菌"是其求学路上的食伴。这对当今即将中、高考的学子们来说，或许是一个小小的启示。

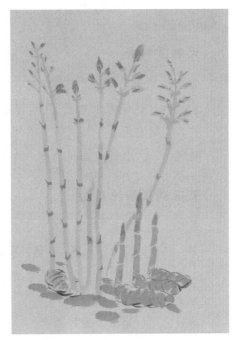
天麻

【性味归经】甘，平。归肝经。

【功　　效】息风止痉，平抑肝阳，祛风通络。

【主治病症】小儿惊风，癫痫抽搐，破伤风，肝阳上亢，头痛眩晕，手足不遂，肢体麻木，风湿痹痛。

【用法用量】水煎服，3 ~ 10g。

【注意事项】血虚阴虚的患者不应使用天麻。

- **天麻煮鸡蛋**

  做法：天麻片 30g，鸡蛋 3 个，水 1000mL。先将天麻片放锅内加水煮 30 分钟后，打入鸡蛋煮熟后即可食用。

  功效：息风止痛，祛风平肝。治疗头痛、目眩。

- **天麻钩藤汤冲藕粉**

  做法：天麻 9g，钩藤 12g，石决明 15g，藕粉 20g，白糖适量。将天麻、钩藤、石决明用干净的白布（或纱布）包好，放入适量清水煎煮后去渣，然后用热汤冲熟藕粉。

  功效：平肝潜阳，滋肾养肝。

药食同源 手绘本草

医海拾贝

- 《用药法象》：疗大人风热头痛；小儿风痫惊悸；诸风麻痹不仁；风热语言不遂。
- 《本草汇言》：主头风，头痛，头晕虚旋，癫痫强痉，四肢挛急，语言不顺，一切中风，风痰。

rén shēn
人 参

别名：人衔，鬼盖，山参，园参。

【诗画本草】

《咏人参》
清·杨宾
碧叶翻风动，红根照眼明。
人形品绝贵，闻说可长生。

物华撷珍

人参为五加科植物人
参的干燥根和根茎。主产
于吉林、辽宁、黑龙江，
传统以吉林抚松县产量最
大、质量最好，称吉林参。
野生者名"山参"；栽培
者俗称"园参"。播种在
山林野生状态下自然生长
的称"林下山参"，习称
"籽海"。多于秋季采挖，
洗净经晒干或烘干。润透，

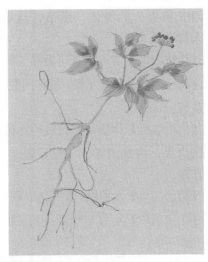

人参

切薄片，干燥，或用时粉碎、捣碎。本品有特异香气，味微苦而甘。以切面色淡黄白，点状树脂道多者为佳。烘干。润透，切薄片，干燥，或用时粉碎、捣碎。本品有特异香气，味微苦而甘。以切面色淡黄白，点状树脂道多者为佳。

从前，在东北的一个小山村，弟兄俩在秋天带齐物品上山打猎。上山的第二天便遭遇了狂风大作，雪花纷飞，山路被茫茫大雪覆盖。迷路的兄弟俩无法出山，无奈之下便寻了棵空心大树藏身，饿了只能以草根充饥。巧合之下，他们发现了一种拇指粗的草根，形似人的胳膊和腿，放到嘴里一尝，竟然甜丝丝的，更让人惊奇的是，服用之后他们感到身体更有劲了。后来还发现，这草根吃多了会流鼻血。他们每天靠吃一点儿草根维持体力，如此日复一日直到第二年春天冰雪消融，兄弟俩才下山回家。村里的人都认为他俩已死在大雪纷飞的山上了，见他们又白又胖地归来，惊奇地问："你们兄弟吃了什么好东西，竟长得如此壮实了？"兄弟俩便拿出草根给大家瞧，大伙儿都说这东西长得像人的身体。后来，这形如"人身"的根茎便被后人称为人参。

【性味归经】甘、微苦，微温。归脾、肺、心、肾经。

【功　　效】大补元气，复脉固脱，补脾益肺，生津养血，安神益智。

【主治病症】体虚欲脱，肢冷脉微，脾虚食少，肺虚喘咳，津伤口渴，内热消渴，气血亏虚，久病虚羸，惊悸失眠，阳痿宫冷。

【用法用量】水煎服，3～9g；研粉吞服，每次2g，每日2次。

【注意事项】不宜与藜芦、五灵脂同用。

药膳食疗

● 人参枸杞粥

做法：人参 15g，枸杞子 20g，大米 150g。将大米、枸杞子、人参同放锅内，加入清水 800mL，置武火上烧沸，再用文火煮 35 分钟即成。

功效：用于肝肾虚寒，真阳衰弱，中气不足，四肢欠温，自汗暴脱，阳痿遗精，高脂血症。

● 人参蒸甲鱼

做法：人参 10g，红枣 10 颗，麦冬 9g，丹参 10g，甲鱼 500g，葱 10g，盐 3g，姜 5g，料酒、酱油各 10mL，鸡汤 300mL。把人参润透切片，红枣去核，麦冬去心，丹参润透切片，姜切片，葱切段，甲鱼洗净，斩去头、爪，除去内脏，把人参、红枣、麦冬、丹参放在甲鱼身上，抹上料酒、酱油、盐，盖上鳖甲，加入姜、葱、鸡汤。把甲鱼放入蒸笼内，用武火，水开蒸 35 分钟即成。

功效：滋阴补肾，补气补血。

医海拾贝

- 《神农本草经》：主补五脏，安精神，定魂魄，止惊悸，除邪气，明目，开心益智。
- 《药性论》：五劳七伤，虚损瘦弱，吐逆不下食，止霍乱烦闷呕哕，补五脏六腑，保中守神。

西洋参

xī yáng shēn

别名：西洋人参，洋参，西参，花旗参，广东人参。

【诗画本草】

《咏西洋参》

任东铭 刘明

是参非彼参，洋装穿在身。
同是五加物，此凉彼却温。
生津清燥热，补气且养阴。
身虽多凉苦，济世悬壶心。

物华撷珍

西洋参为五加科植物西洋参的干燥根。主产于美国、加拿大，我国亦有栽培。本品气清香而味浓，味微苦而甘。以表面横纹紧密、气清香、味浓者为佳。

17世纪，法国牧师雅图斯在我国辽东地区传教，知道有关人参是神草的故事，于是撰文并绘图介绍长白山人参的形态特征和用药价值。另一个在加拿大传教的牧师法郎士·拉费看到此文，在大西洋沿岸的丛林中找到与中国人参相似的野生植物。经法国植物学家鉴定，认为该植物与人参同属五加科植物，但不同种。因其产自大西洋彼岸，后来就命名为西洋参。西洋参于清代传入我国，清太医院的御医们根据西洋参的临床疗效，用中医理论确定其性味归经、功能主治，认为西洋参味苦、甘，性凉，味厚气薄，能补肺降火、生津除烦、益元扶正。清代吴仪洛的《本草从新》和赵学敏的《本草纲目拾遗》先后收载。据

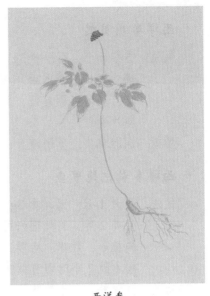

西洋参

说光绪年间，宫廷太医就常将西洋参与党参等药一起使用。一般认为人参属温补，西洋参属凉补，凡需用人参而不受温补者，可用西洋参代之。

【性味归经】甘、微苦，凉。归心、肺、肾经。

【功　　效】补气养阴，清热生津。

【主治病症】气阴两脱证，气虚阴亏，虚热烦倦，咳喘痰血，气虚津伤，口燥咽干，内热消渴。

【用法用量】水煎服，3～6g，另煎兑服；入丸散剂，每次0.5～1g。

【注意事项】本品性寒凉，能伤阳助湿，故中阳衰微、胃有寒湿者不宜服用。不宜与藜芦同用。

西洋参川贝梨

做法：雪梨1个，西洋参3g，川贝母3g。将雪梨切去顶端、去核，放入西洋参、川贝母，盖上梨顶端部分，用牙签固定好，放入锅中，加冰糖和水蒸煮即可食用。

功效：润肺化痰，养阴清火。

西洋参枸杞炖甲鱼

做法：甲鱼1只，西洋参3g，枸杞子30g，红枣2枚，生姜2片。将处理好的甲鱼，洗干净的西洋参、枸杞子、红枣、生姜，一起放入炖锅中加清水，隔水炖2小时即可调味食用。

功效：滋阴补气，生津除烦。

医海拾贝

- 《医学衷中参西录》：西洋参，性凉而补，凡欲用人参而不受人参之温补者，皆可以此代之。惟白虎加人参汤中之人参，仍宜用党参，而不可代以西洋参，以其不若党参具有升发之力，能助石膏逐邪外出也。且《本经》谓人参味甘，未尝言苦，适与党参之味相符，是以古之人参，即今之党参，若西洋参与高丽参，其味皆甘而兼苦，故用于古方不宜也。

- 《增订伪药条辨》：西参滋阴降火，东参提气助火，效用相反，凡是阴虚火旺劳嗽之人，每用真西参，则气平火敛，咳嗽渐平，若用伪光参，则反现面赤舌红，干咳痰血，口燥气促诸危象焉。

- 《本草再新》：治肺火旺，咳嗽痰多，气虚呵喘，失血，劳伤，固精安神，生产诸虚。

dǎng shēn
党 参

别名：东党，台党，潞党，口党。

【诗画本草】

《游茅山》

明·曹大章

曲径通悬阁，轻车破紫芬。

忽疑身近日，翻讶足生云。

野邑松阴合，烟光鹤影分。

石台闲可坐，潇洒洞仙群。

物华撷珍

党参为桔梗科植物党参、素花党参或川党参的干燥根。前二者主产于甘肃、四川；后者主产于四川、湖北、陕西。本品有特殊香气，气味浓，味微甜。以质柔润、味甜者为佳。

相传吕洞宾和铁拐李两位神仙从中原来到太行山云游，忽见一头山猪在山坡上

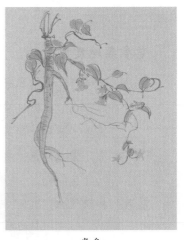

党参

扒土乱窜。为了弄清山猪作乱的原因，二仙上前去探个究竟，发现土坑里长着一种似豆秧的东西。铁拐李本以为这就是普通的草，也没多想便挖出其根放进口中，边嚼边跟着吕洞宾赶路了。走过一程又一程，吕洞宾已气喘吁吁，而铁拐李却神情如常。后遇一樵夫得知，铁拐李吃的植物是一种神草，是古时上党郡的一户人家发现的，那户人家每晚都隐约听到人的呼叫声，后随声寻觅，发现在离家不远的地方有一株形体与人形似的不平常植物，因出生在上党郡，所以把这神草起名叫"党参"。

【性味归经】甘，平。归脾、肺经。

【功　　效】补脾益肺，养血生津。

【主治病症】脾肺气虚，食少倦怠，咳嗽虚喘，气血不足，面色萎黄，头晕乏力，心悸气短，气津两伤，气短口渴，内热消渴。

【用法用量】水煎服，9～30g。

【注意事项】不宜与藜芦同用。

药膳食疗

• 党参熟地瘦肉汤

做法：党参15g，枸杞子15g，熟地15g，陈皮5g，瘦肉250g。瘦肉洗净切块，与洗净的党参、枸杞子、熟地、陈皮一起放入砂锅，加适量清水，大火煮沸，撇去浮沫，再用小火熬煮60～90分钟，调入食盐即成。

功效：补益气血。

党参粟米粥

做法：党参 15g，扁豆 30g，麦芽 15g，粟米 60g。将党参、扁豆、麦芽一同放入砂锅，加适量清水，煮40分钟，去渣留汁。然后放入洗净的粟米，如常法煮粥。

功效：健脾益胃。

医海拾贝

- 《本经逢原》：清肺。上党人参，虽无甘温峻补之功，却有甘平清肺之力，亦不似沙参之性寒专泄肺气也。
- 《得配本草》：上党参，得黄芪实卫，配石莲止痢，君当归活血，佐枣仁补心。补肺蜜拌蒸熟；补脾恐其气滞，加桑皮数分，或加广皮亦可。
- 《本草正义》：党参力能补脾养胃，润肺生津，健运中气，本与人参不甚相远。其尤可贵者，则健脾运而不燥，滋胃阴而不湿，润肺而不犯寒凉，养血而不偏滋腻，鼓舞清阳，振动中气，而无刚燥之弊，且较诸辽参之力量厚重，而少偏于阴柔，高丽参之气味雄壮，而微嫌于刚烈者，尤为得中和之正，宜乎五脏交受其养，而无往不宜也。特力量较为薄弱，不能持久，凡病后元虚，每服二三钱，止足振动其一日之神气，则信乎和平中正之规模，亦有不耐悠久者。然补助中州而润泽四隅，故凡古今成方之所用人参，无不可以潞党参当之，即凡百证治之应用人参者，亦无不可以潞党参投之。

huáng qí
黄 芪

别名：黄耆，绵芪，黄参，血参。

药食同源 手绘本草

40

【诗画本草】

《立春日，病中邀安国，仍请率禹功同来。仆虽不能饮，
当请成伯主会，某当杖策倚几于其间，观诸公醉笑，
以拨滞闷也二首其一》
宋·苏轼
孤灯照影夜漫漫，拈得花枝不忍看。
白发敧簪羞彩胜，黄耆煮粥荐春盘。
东方烹狗阳初动，南陌争牛卧作团。
老子从来兴不浅，向隅谁有满堂欢。

物华撷珍

黄芪为豆科植物蒙古黄芪或膜荚黄芪的干燥根。本品气微而味微甜，嚼之微有豆腥味。以切面色淡黄、粉性足、味甜者为佳。黄芪始载于《神农本草经》，列为上品，原名黄耆。

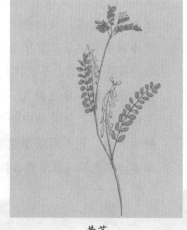

黄芪

黄芪药食同源的应用历史悠久，被誉为"补气之长"，民间流传着"常喝黄芪汤，防病保健康"的顺口溜。唐朝白居易曾写诗记录喝黄芪粥的场景："香火多相对，荤腥久不尝。黄芪数匙粥，赤箭一瓯汤。"北宋文豪苏东坡也常喝黄芪粥来补养病后虚弱的身体，并写下了"黄芪煮粥荐春盘"的名句。《本草纲目》中对黄芪的名字和效用做了精准概括："耆，长也，黄耆色黄，为补药之长，故名。"据《旧唐书·方技传》记载：许胤宗在南陈新蔡王手下做官时，柳太后突患中风不能言语，寻遍名医都没有效果。因为柳太后口噤不能服药，许胤宗遂提出以热汤气熏蒸法为柳太后治病。用黄芪、防风两味药煮汤数十斛，放置在柳太后的床下，柳太后当晚即能言。可见药食同源的黄芪在饮食调养中的重要性。

【性味归经】甘，微温。归脾、肺经。

【功　　效】补气升阳，益卫固表，利水消肿，生津养血，行滞通痹，托毒排脓，敛疮生肌。

【主治病症】气虚乏力，食少便溏，水肿尿少，中气下陷，久泻脱肛，便血崩漏，肺气虚弱，咳喘气短，表虚自汗，内热消渴，血虚萎黄，气血两虚，气虚血滞，半身不遂，痹痛麻木，气血亏虚，痈疽难溃，久溃不敛。

【用法用量】水煎服，9～30g。

【注意事项】凡表实邪盛，内有积滞，阴虚阳亢，疮疡初起或溃后热毒尚盛等证，均不宜用。

• 黄芪粥

做法：黄芪 30g，大米 100g。将黄芪用冷水浸泡 30 分钟后，煎 30 ～ 60 分钟，弃掉黄芪药渣，然后将黄芪的汤液加入大米同煮 30 ～ 60 分钟即成黄芪粥。每日食用 1 次。

功效：益气健脾，固表止汗。

• 黄芪炖鸡

做法：黄芪 30g，鸡 1 只，冬笋片 30g，食盐、葱、姜各适量。先将鸡肉用水焯一遍，然后将焯过的鸡肉和黄芪、冬笋片、葱、姜、适量水一起，用高压锅或者砂锅炖熟后，加入适量食盐，吃鸡肉并喝汤，每日 1 次。

功效：温中健脾，补益气血。

医海拾贝

- 《神农本草经》：味甘，微温。主痈疽，久败创，排脓，止痛，大风癞疾，五痔，鼠瘘，补虚，小儿百病。
- 《本草纲目》：黄芪甘温纯阳，其用有五。补诸虚不足，一也；益元气，二也；壮脾胃，三也；去肌热，四也；排脓之痛，活血生血，内托阴疽，为疮家圣药，五也。
- 《本草经集注》：味甘，微温，无毒。主治痈疽，久败疮，排脓止痛，大风癞疾，五痔鼠瘘，补虚，小儿百病。妇人子脏风邪气，逐五脏间恶血，补丈夫虚损，五劳羸瘦，止渴，腹痛泄利，益气，利阴气。生白水者冷，补。其茎、叶治渴及筋挛，痈肿，疽疮。

shān yào
山 药

别名：九黄姜，署预，玉延，薯药，怀山药。

【诗画本草】

《山药》

元·王冕

山药依阑出，分披受夏凉。

叶连黄独瘦，蔓引绿萝长。

结实终堪食，开花近得香。

烹庖入盘馔，不馈大官羊。

物华撷珍

山药为薯蓣科植物薯蓣的干燥根茎。主产于河南、河北，传统认为河南古怀庆府（今河南焦作所辖的温县、武陟、博爱、沁阳等县）所产者品质最佳，故有"怀山药"之称。冬季茎叶枯萎后采挖，切去根头，洗净，除去外皮

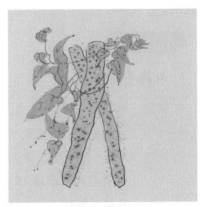

山药

和须根，干燥，或趁鲜切厚片，干燥；也有选择肥大顺直的干燥山药，置清水中，浸至无干心，切齐两端，用木板搓成圆柱状，晒干，打光，习称"光山药"。本品味淡、微酸。以粉性足、色白者为佳。生用或麸炒用。

山药古代被叫作薯蓣，在《神农本草经》中被列为上品。《神农本草经》记载："山药味甘温，补虚羸，除寒热邪气；补中，益气力，长肌肉；久服耳目聪明，轻身，不饥，延年。"这句话的意思是，它可以补中益气，后世很多医家都论述过山药有补中益气的作用。

【性味归经】甘，平。归脾、肺、肾经。

【功　　效】益气养阴，补脾肺肾，涩精止带。

【主治病症】脾虚食少，大便溏泻，白带过多，肺虚喘咳，肾虚遗精，带下，尿频，虚热消渴。

【用法用量】水煎服，10～30g。麸炒山药补脾健胃，用于脾虚食少，泄泻便溏，白带过多。

【注意事项】本品养阴能助湿，故湿盛中满或有积滞者不宜使用。

药食同源
手绘本草

药膳食疗

● 山药羊肉粥

做法：鲜山药250g，羊肉、粳米各150g。把准备好的山药去皮后，切成小块，羊肉切块，备用。把粳米洗干净下锅，加入水，开火煮，待米开花时，先下羊肉，煮沸15分钟后，再下山药，煮至汤稠肉香即可。

功效：益气温阳，滋阴养血，健脾补肾。

- **山药绿豆羹**

  做法：将山药洗净，刮去外皮，切碎，捣烂成糊状备用。将绿豆淘净后放入砂锅，加水适量，中火煮沸后，改用小火煨至熟烂成开花状，调入山药糊，继续煨煮10分钟，关火后兑入蜂蜜，拌和成羹即成，早晚分食。

  功效：清热解毒，益气降压。

医海拾贝

- 《本草图经》：薯蓣，今处处有，以北都、四明者为佳……南中有一种生山中，根细如指，极紧实，刮磨入汤煮之，作块不散，味更珍美，云食之尤益人，过于家园种者。又江、湖、闽中出一种根如姜芋之类而皮紫，极有大者，一拔可重斤余，刮去皮，煎煮食俱美，但性冷于北地者耳。

- 《本草正》：山药，能健脾补虚，滋精固肾，治诸虚百损，疗五劳七伤。第其气轻性缓，非堪专任，故补脾肺必主参、术，补肾水必君萸、地，涩带浊须破故同研，固遗泄伏菟丝相济。诸丸固本丸药，亦宜捣末为糊。总之性味柔弱，但可用力佐使。

gān　cǎo

甘　草

别名：红甘草，粉甘草，粉草，皮草，棒草。

【诗画本草】

《僧若珪求短偈》

宋·吴潜

黄连甜兮甘草苦，这些滋味许谁知。

宰官具足端严相，毕竟元无病可医。

物华撷珍

46

　　甘草为豆科植物甘草、胀果甘草或光果甘草的干燥根和根茎。主产于内蒙古、甘肃、黑龙江。春、秋二季采挖，除去须根，晒干，切厚片。本品气微，味甜而特殊。以皮细而紧、外皮色红棕、粉性足、味甜者为佳。生用或蜜炙用。

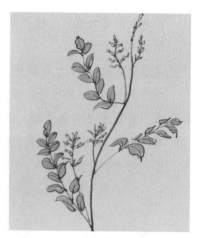

甘草

话说南北朝时期，孝武帝连日不思饮食，上吐下泻，众御医会诊无效，便请陶弘景会诊。陶弘景见孝武帝已气虚，脏腑怯弱，心腹胀满，肠鸣泄泻，便处方："国老（炙）、人参（去芦）、茯苓（去皮）、白术各等分，研为细末，每服两钱，水煎服。"众御医见之，不解"国老"为何物。陶弘景笑道："国老者，甘草之美称也。甘草调和众药，使之不争，堪称国老矣！"众御医点头叫好。孝武帝经陶弘景诊治，身体日渐康复。

【性味归经】甘，平。归心、肺、脾、胃经。

【功　　效】补脾益气，清热解毒，祛痰止咳，缓急止痛，调和诸药。

【主治病症】脾胃虚弱，倦怠乏力，心气不足，心悸气短，脉结代，痈肿疮毒，咽喉肿痛，咳嗽痰多，脘腹、四肢挛急疼痛，缓解药物毒性、烈性。

【用法用量】水煎服，2～10g。清热解毒宜生用，补中缓急、益气复脉宜蜜炙用。

【注意事项】不宜与海藻、京大戟、红大戟、甘遂、芫花同用。本品有助湿壅气之弊，湿盛胀满、水肿者不宜用。大剂量久服可致水钠潴留，引起浮肿。

药膳食疗

• 甘草三豆饮

做法：绿豆、赤小豆、黑豆各10g，生甘草3g。把三豆洗净，浸泡1小时后，同甘草一并放入锅内，加水适量，煮沸后改用文火煨炖，煮至熟透即可饮用。

功效：清热解毒。

甘草绿豆炖白鸭

做法：生甘草20g，绿豆90g，白鸭肉100g，盐5g。把生甘草润透、洗净、切片，绿豆洗净、去杂质，白鸭肉洗净、切块；把鸭肉、甘草、绿豆放入炖锅内，加入清水500mL，置于大火上烧沸，再用文火炖煮50分钟，加盐搅匀即成。

功效：清热解毒，平肝利尿。

医海拾贝

- 《神农本草经》：味甘，平。主治五脏六腑寒热邪气，坚筋骨，长肌肉，倍气力，金疮尰，解毒。
- 《名医别录》：无毒。主温中，下气，烦满，短气，伤脏，咳嗽，止渴，通经脉，利血气，解百药毒，为九土之精，安和七十二种石，一千二百种草。
- 《日华子本草》：安魂定魄，补五劳七伤，一切虚损，惊悸烦闷、健忘，通九窍，利百脉，益精养气，壮筋骨，解冷热。入药久用。

药食同源 手绘本草

<ruby>当<rt>dāng</rt></ruby> <ruby>归<rt>guī</rt></ruby>

别名：干归、马尾当归、云归、岷当归、山蕲、白蕲。

【诗画本草】

《代书寄吉十一》

唐·张说

一雁雪上飞，值我衡阳道。

口衔离别字，远寄当归草。

目想春来迟，心惊寒去早。

忆乡乘羽翮，慕侣盈怀抱。

零落答故人，将随江树老。

物华撷珍

当归为伞形科植物当归的干燥根。主产于甘肃东南部，以岷县为佳，其次为云南、四川、陕西、湖北等省。一般培育 3 年采收，根可分为 3 部分：根头部称"归头"，主根称"归身"，支根及支根梢部称"归尾"。本品以主根粗长油润、支根少、肉质饱满、断面黄白色、气味浓香者为佳。

自古以来文人才子常常"歌以咏志，诗以传情"，以药名或其谐音入诗，可以达到一语双关、相得益彰的效果。中药当归因其名字的特殊含义而常被入诗。当归的得名有三种说法。

第一章 根茎类药

49

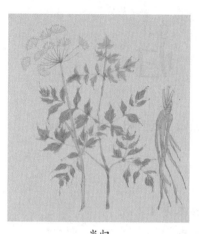

当归

其一，《药学词典》记载："当归因能调气养血，使气血各有所归，故名当归。"其二，李时珍的《本草纲目》认为，古人娶妻要嗣续也，当归调血为女人要药，有思夫之意，故有当归之名。此正与唐诗"胡麻好种无人种，正是归时又不归"之旨相同。

其三，当归的主产地原在甘肃岷县。唐代岷县附近叫"当州"，因唐以前这一带为"烧当羌"族居住之地。当地的特产的一种植物叫"蕲"，就是当归，古代"蕲"与"归"发音押韵相同，所以叫当归。

《三国志》中有两处记载与中药当归有关的故事。第一处在《三国志·吴书·太史慈传》中记载：曹操听闻太史慈很有才华，为东吴效力，想要他弃吴归魏，便给太史慈一封信，里面放入一些当归。第二处在《三国志·蜀书·姜维传》中记载：建兴六年（228），姜维投靠诸葛亮。魏国的谋臣想争取他入魏，知道姜维是个孝子，便将其母接到洛阳，诱逼她写信给姜维，并在信封里附上当归。姜维接信后，明白其意。但他认为蜀国是汉室正统，统一中原之时，便是母子团圆之日，到那时辞官归故里侍奉老母，就可以忠孝两全。于是他给母亲回信，附上一些药材述说志向："良田百顷，不在一亩（母）；但有远志，不在当归。"知子莫若母，姜母接到儿子的信，非常理解地说："儿有远志，母无他求。"魏国后来在姜维屯军多年的剑阁建立一座姜维庙，又叫姜公祠，祠内有联云：雄

手绘本草

50

关高阁壮英风，捧出热心，披开大胆；剩水残山余落日，虚怀远志，空寄当归。当归作为一味中药材，因其有活血补血等作用，既为妇科调经之要药，又为内科补血之佳品，还为外科、伤科疗伤消肿所常用，所以有许多中药方剂离不了当归，故有"十方九归"之说。当归也被称为"血中圣药"，甚至被尊为"药王"。

【性味归经】甘、辛，温。归肝、心、脾经。

【功　　效】补血活血，调经止痛，润肠通便。

【主治病症】血虚萎黄，眩晕心悸，血虚、血瘀之月经不调，经闭痛经，虚寒腹痛，风湿痹痛，跌仆损伤，痈疽疮疡，血虚肠燥便秘。

【用法用量】水煎服，6～12g。生当归质润，长于补血，调经，润肠通便，常用于血虚证、血虚便秘、痈疽疮疡等。酒当归功善活血调经，常用于血瘀经闭、痛经，风湿痹痛，跌仆损伤等。传统认为，当归身偏于补血，当归头偏于止血，当归尾偏于活血，全当归偏于和血。

【注意事项】湿盛中满，大便溏泄者忌服。

• 当归乌鸡汤

做法：乌鸡1000g，女贞子25g，当归50g，桂圆15g，盐5g。乌鸡剖后洗净，放入滚开水中，武火煮3分钟，取出洗净。女贞子、当归（切片）、桂圆肉、乌鸡放入器皿内，加入滚开水1000mL，中火煮40分钟，食用时放盐调味即可。

功效：补血养心，滋阴养虚，健脑安神，通便，抗衰老。

当归山楂茶

做法：当归 9g，山楂 15g，红枣 2 个。把山楂去核，洗净切片；当归洗净，切段；红枣洗净，去核，切片。将山楂、当归、红枣放炖锅内，加水 250mL。把炖锅置武火上烧沸，再用文火炖 15 分钟，加入白糖即成。

功效：补气血，降血压。

医海拾贝

- 《本草正》：当归，其味甘而重，故专能补血，其气轻而辛，故又能行血，补中有动，行中有补，诚血中之气药，亦血中之圣药也。大约佐之以补则补，故能养荣养血，补气生精，安五脏，强形体，益神志，凡有形虚损之病，无所不宜。佐之以攻则通，故能祛痛通便，利筋骨，治拘挛、瘫痪、燥、涩等证。

- 《本草正义》：归身主守，补固有功，归尾主通，逐瘀自验，而归头秉上行之性，便血溺血，崩中淋带等之阴随阳陷者，升之固宜，若吐血衄血之气火升浮者，助以温升，岂不为虎傅翼？是止血二字之所当因症而施，固不可拘守其止之一字而误谓其无所不可也。且凡失血之症，气火冲激，扰动血络，而循行不守故道者，实居多数，当归之气味俱厚，行则有余，守则不足，亦不可过信归所当归一语，而有循名失实之咎。

tiě pí shí hú
铁 皮 石 斛

别名：黑节草，云南铁皮，铁皮斗。

【诗画本草】

《石斛》

南宋·洪咨夔

蚱蜢髀多节，蜜蜂脾有香。

藓痕分磈硈，兰颖聚琳琅。

药谱知曾有，诗题得未尝。

瓦盆风弄晚，披拂一襟凉。

物华撷珍

铁皮石斛为兰科植物铁皮石斛的干燥茎。每年 11 月至翌年 3 月采收，剪去部分须根，边加热边扭成螺旋形或弹簧状，烘干；或切成段，干燥或低温烘干。前者习称"铁皮枫斗"（耳环石斛）；后者习称"铁皮石斛"。本品气微，味淡，嚼之有黏性。

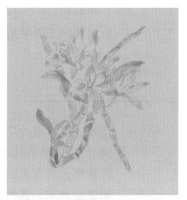

铁皮石斛

铁皮石斛在我国应用历史悠久。相传唐贞观十五年（641），文成公主远嫁吐蕃松赞干布时，唐太宗为其备下的丰厚嫁妆中就有铁皮枫斗五升，以滋贵体。唐代著名御医叶法善进献的养颜秘方组成即为藏红花、铁皮石斛和灵芝，武则天用该方长达50年，到了晚年依旧美丽、容颜不老，故该方有"古代养颜第一方"的美誉。文学家韩愈在初到潮州时，因水土不服而染病，在生命垂危之际服用了铁皮石斛，不久便恢复如初，这让他很是欣喜。乾隆也独爱用铁皮石斛滋阴养生，曾在80岁寿宴上，用铁皮石斛炖汤宴请2000多名百岁以上老人。民间也有将铁皮石斛誉为"救命仙草"之说，过去有钱人家生下孩子，第一口喂的就是石斛水；人之将死，也要灌一口石斛水，所以石斛水也被称为救命水。一些老字号的中药店会把百年的老山参、硕大的何首乌和铁皮石斛卷成的铁皮枫斗作为镇店三宝。

【性味归经】甘，微寒。归胃、肾经。

【功　　效】益胃生津，滋阴清热。

【主治病症】热病津伤，口干烦渴，胃阴不足，食少干呕，病后虚热不退，阴虚火旺，骨蒸劳热，目暗不明，筋骨痿软。

【用法用量】水煎服，6～12g。

【注意事项】温热病不宜早用；湿温热尚未化燥伤津者忌服。

药膳食疗

• 石斛老鸭汤

做法：老鸭1只，铁皮石斛10g，冬虫夏草3条，瘦肉50g。老鸭宰杀洗净；铁皮石斛、冬虫夏草洗净；将老鸭放入瓦煲，加入药材、姜片、葱段、料酒和适量清水，大火煮沸，改小火慢慢煲2小时，加盐、鸡精调味即可。

功效：生津止咳，益气解暑。

• 石斛乌鸡汤

做法：乌鸡1只，铁皮石斛15g，西洋参30g，山楂15g。姜片、葱段、料酒、盐、鸡精各适量；乌鸡宰杀洗净，斩块；铁皮石斛、西洋参、山楂洗净；锅内烧水，水开后放入乌鸡肉煮5分钟后捞出洗净，放入瓦煲，再加入药材、姜片、葱段、料酒和适量清水，武火煮沸，改文火煲2小时，加盐、鸡精调味即可。

功效：补中益气生津。

医海拾贝

• 《神农本草经》：味甘，平。主伤中，除痹，下气，补五脏虚劳羸弱，强阴，久服厚肠胃。
• 《名医别录》：益精，补内绝不足，平胃气，长肌肉，逐皮肤邪热痱气，脚膝疼，冷痹弱。
• 《药性论》：益气除热，主治男子腰脚软弱，健阳，补肾积精。

yù   zhú

玉 竹

别名：葳蕤，萎蕤，连州竹，玉竹面。

【诗画本草】

《后城治》

宋·张继先

近枕长河即化坛，拎超坛侧到河干。

丹砂在地经冬暖，玉竹成林入夜寒。

水鹤应思冥象外，山翁愁不到眉端。

杖头已指丹霞景，密有尘罗络我难。

物华撷珍

玉竹为百合科植物玉竹的干燥根茎。秋季采挖，除去须根，洗净，晒至柔软后，反复揉搓、晾晒至无硬心，晒干；或蒸透后，揉至半透明，晒干。本品气微，味甘，嚼之发黏。以条长、肉肥、色黄白、光泽柔润者为佳。切厚片或段，生用。

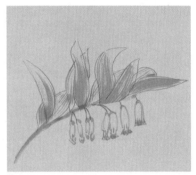

玉竹

玉竹是一种久负盛名的补益要药。《神农本草经》便有记载，并将其列为上品，述其功效为主治"中风暴热，不能动摇；跌筋结肉，诸不足"。陶弘景记述有"今处处有之，根似黄精，小异，服食家亦用之"，足以证明当时玉竹已经不是稀罕之物，而是人人都较为熟知的补虚延年之品了。在明代，李时珍把玉竹、沙参视为上品，玉竹与沙参同煮，有养阴润燥、生津止渴之效，两味合用，滋补养阴作用极大。虽然玉竹、沙参属中药，但是煲出来的汤汁却少有药的苦味，且能安神助眠。

【性味归经】甘，微寒。归肺、胃经。

【功　　效】养阴润燥，生津止渴。

【主治病症】肺阴不足，燥热咳嗽，胃阴不足，咽干口渴，内热消渴，阴虚外感。

【用法用量】水煎服，6～12g。

【注意事项】脾虚便溏者慎服，痰湿内蕴者禁服。

药膳食疗

• 百合玉竹粥

做法：砂锅中注入适量清水烧热，倒入洗净的玉竹
　　　100g，放入洗好的大米，搅拌均匀。盖上盖，大
　　　火烧开后用小火煮约15分钟。揭开盖，倒入洗
　　　净的鲜百合40g，再次搅拌均匀。再次盖上盖，
　　　用小火续煮约15分钟至食材熟透。

功效：滋阴润肺，宁神养心。

• 黄精玉竹牛肉汤

做法：牛腿精肉 500g，黄精 30g，玉竹 15g，龙眼肉
　　　15g，生姜 4 片。将黄精、玉竹、龙眼肉洗净，
　　　牛腿精肉洗净、切块，并用开水去其膻味。把全
　　　部用料一齐放入锅内，加清水适量，大火煮沸后，
　　　改小火煮两三个小时，加盐调味即可。

功效：益气养阴，养心安神。

 医海拾贝

- 《本草纲目》：萎蕤，性平，味甘，柔润可食。故朱肱
《南阳活人书》治风温自汗身重，语言难出，用萎蕤汤
以之为君药。予每用治虚劳寒热、疟疾及一切不足之症，
用代参、芪，不寒不燥，大有殊功。不止于去风热湿毒
而已，此昔人所未阐者也。

- 《本草便读》：萎蕤，质润之品，培养脾肺之阴，是其
所长，而搜风散热诸治，似非质润味甘之物可取效也。
如风热风温之属虚者，亦可用之。考玉竹之性味、功用，
与黄精相似，自能推想，以风温风热之证，最易伤阴，
而养阴之药，又易碍邪，唯玉竹甘平滋润，虽补而不碍邪，
故古人立方有取乎此也。

huáng jīng
黄 精

别名：老虎姜，鸡头参，黄鸡菜，节节高，仙人余粮。

【诗画本草】

《赠丘郎中》

唐·姚合

绕篱栽杏种黄精，晓侍炉烟暮出城。

万事将身求总易，学君难得是长生。

物华撷珍

黄精为百合科植物滇黄精、黄精或多花黄精的干燥根茎。按形状不同，习称"大黄精""鸡头黄精""姜形黄精"。主产于贵州、湖南、湖北、四川、安徽。春、秋二季采挖，除去须根，洗净，置沸水中略烫或蒸至透心，干燥。本品气微，味甜，嚼之有黏性。以块大、肥润、

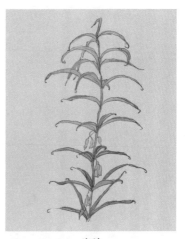

黄精

色黄、断面透明者为佳。切厚片，生用，或以酒炖法、酒蒸法制用。

　　黄精俗名"山姜"，古称"黄芝"，意为像灵芝一样的"灵丹妙药"。黄精又称"救荒草"，其典出唐代。文学家刘禹锡任连州刺史时，爱吃黄精，言其"甘美易食，凶年可与老少代粮"。从此，黄精又被叫作"救荒草"。

【性味归经】甘，平。归脾、肺、肾经。

【功　　效】补气养阴，健脾，润肺，益肾。

【主治病症】脾胃气虚，体倦乏力，胃阴不足，口干食少，肺虚燥咳，劳嗽咳血，精血不足，腰膝酸软，须发早白，内热消渴。

【用法用量】水煎服，9 ~ 15g。

【注意事项】本品性质黏腻，易助湿壅气，故脾虚湿阻、痰湿壅滞、气滞腹满者不宜使用。

- **黄精枸杞炖鸽子**

  做法：黄精 50g，枸杞子 50g，鸽子 1 只，精盐、料酒、味精各适量。将鸽子去除毛和内脏，洗净，与枸杞子、黄精共置砂锅中，旺火煮开，撇去浮沫，改文火煨 60 分钟，加料酒、精盐、味精，再煮片刻，起锅，趁热吃鸽肉，喝汤。

  功效：补肝肾，益精血。

- **黄精粳米粥**

  做法：用黄精 15 ~ 30g（或鲜黄精 30 ~ 60g），粳米 100g，白糖适量。先将黄精浓煎，取汁去滓，入粳米煮粥，粥成后加白糖即可。

  功效：补脾胃，润心肺。

医海拾贝

- 《本草求真》：究其黄精气味，止是入脾补阴，若使夹有痰湿，则食反更助痰。
- 《本草便读》：黄精味甘而厚腻，颇类熟地黄……按其功力，亦大类熟地，补血补阴，而养脾胃是其专长。

第二章

皮类药

皮类药的药用部位为裸子植物或被子植物（其中主要是双子叶植物）的茎干、枝和根的形成层以外部位。"皮药走皮"是先辈对皮类药性能的简单概括，但并非所有的皮类药都如此。皮类药的范围颇广，有植物的根皮、枝皮，果实的皮和动物的皮等。由于植物的属性差异，皮类药的功用也不尽相同，临床运用中有利水消肿、理气化痰、疏肝解郁、破气散结、下气消胀、燥湿导滞、健脾化痰、退热除蒸、祛风湿、通经络、强筋骨、清热解毒、祛风除湿、安神开郁、活血消肿等不同功用。总之，皮类药之多，不胜枚举。本章筛选了牡丹皮、地骨皮、五加皮、厚朴、肉桂、陈皮、桑白皮、杜仲、龙眼肉这9种药食同源的皮类药进行解析，以便更深入认识这些皮类药的特征与功效，为将这些皮类药更好融入我们的起居饮食提供参考。

牡 丹 皮

mǔ dān pí

别名：丹皮，木芍药，洛阳花。

【诗画本草】

《咏红牡丹》

唐·徐凝

何人不爱牡丹花，占断城中好物华。

疑是洛川神女作，千娇万态破朝霞。

药食同源 手绘本草

64

物华撷珍

牡丹皮为毛茛科植物牡丹的干燥根皮。牡丹以其花形多姿、艳盖群芳被称为"花中之王"。秋季采挖根部，剥取根皮晒干；或者刮去粗皮，除去木心晒干。前者习称"连丹皮"，后者习称"刮丹皮"。

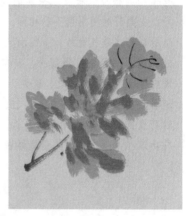

牡丹

相传在一千多年前，苏州城有一织绸的好手名叫刘春。不管是哪种花，她只要看上两眼就能织出来，织出的花就像刚摘下来一样。有一年，府台老爷要给女儿办嫁妆，要求刘春一个月内织出牡丹花样的被面。但是刘春从来没见过牡丹，更别说织出艳丽的牡丹花。过了半个月，刘春愁得脸色蜡黄，日渐消瘦。一天半夜，她突然口吐鲜血，扑倒在织布机上。这时，一位美丽的姑娘从天而降，将一瓶药液喂给刘春，刘春即刻苏醒过来。姑娘说道："我乃牡丹仙子，因抗拒天后武则天要让百花在严冬开放的旨意，从洛阳逃出。"说完，她用手一指庭院，庭院内立即出现一朵朵怒放的牡丹花。刘春看着这些艳丽的牡丹，惊得目瞪口呆，随之喜出望外，立即飞梭织起一朵朵娇艳的牡丹花。府差拿了被面送往州府，却发现被面上的牡丹花全部枯谢了。府台老爷大怒，派人去捉刘春，刘春早已与牡丹仙子离去，只给乡亲们留下了那个药瓶。药瓶内只有半瓶根皮样的药材，后来人们认出那根皮正是牡丹皮。

【性味归经】苦、辛，微寒。归心、肝、肾经。

【功　　效】清热凉血，活血化瘀。

【主治病症】用于温毒发斑，吐血衄血，夜热早凉，无汗骨蒸，经闭痛经，痈肿疮毒，跌打伤痛。

【用法用量】水煎服，6～12g。

【注意事项】血虚、虚寒诸证，孕妇及妇女月经过多者禁服。

药膳食疗

- ### 柴芍丹皮炖瘦肉

  做法：取柴胡 6g，牡丹皮 6g，白芍 10g，瘦猪肉 30g，佐料适量。柴胡、牡丹皮、白芍洗净与瘦肉共炖，至肉烂熟，加佐料适量。

  功效：疏肝解郁，柔肝清热。

- ### 橘叶丹皮肝

  做法：橘叶 10g，牡丹皮 10g，羊肝 60g，佐料适量。前二味与羊肝加水共煮，肝熟后切片加佐料，作正餐之辅助菜食之。

  功效：疏肝理气，清热凉血。

医海拾贝

- 《本草求真》：世人专以黄柏治相火，而不知丹皮之功更胜。盖黄柏苦寒而燥，初则伤胃，久则伤阳，苦燥之性徒存，而补阴之功绝少，丹皮……能泻阴中之火，使火退而阴生，所以入足少阴而佐滋补之用，较之黄柏不啻霄壤矣。

- 《重庆堂随笔》：丹皮虽非热药，而气香味辛，为血中气药，专于行血破瘀，故能堕胎，消癖。所谓能止血者，瘀去则新血自安，非丹皮真能止血也。血虚而感风寒者，可用以发汗，若无瘀而血热妄行，及血虚而无外感者，皆不可用，惟入于养阴剂中，则阴药借以宣行而不滞，并可收其凉血之功，故阴虚热入血分而患赤痢者，最为妙品。然气香而浊，极易作呕，胃弱者服之即吐。诸家《本草》皆未言及，用者审之。

地 骨 皮
dì gǔ pí

别名：杞根，地骨，地辅，地节，枸杞根，山杞子根，
　　　红榴根皮，狗地芽皮。

【诗画本草】

《赋枸杞》

宋·蒲寿宬

神草如蓬世不知，壁间墙角自离离。

辛盘空芼仙人杖，药斧惟寻地骨皮。

物华撷珍

67

　　地骨皮为茄科植物枸杞
或宁夏枸杞的干燥根皮。春
初或秋后采挖根部，洗净，
剥取根皮，晒干。以块大、
肉厚、无木心与杂质者为佳。

　　枸杞根为什么会叫"地
骨皮"呢？话说清朝时期，
有一天慈禧太后觉得胸中憋
闷，视物模糊，朝廷御医诊
治无效。这时，有位将军对

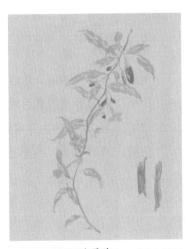

地骨皮

御医们提起了一件事，他母亲也曾患过类似的病，后来一位土郎中用枸杞根，洗净后剥下根皮，他母亲煎汤服用后，病就痊愈了。众御医闻之，便推举将军献方。慈禧太后立即令将军回乡取药。将军取回一大包枸杞根皮，亲自在太医院煎好药汤，服侍太后用药。几天后，太后的眼睛视物渐渐清晰，精神也好多了，便问将军用的何种妙药。将军沉思一番：枸杞的"枸"和"狗"同音，便择个吉利名称"地骨皮"。太后大悦，赞叹道："好，我吃了地骨之皮，可与天地长寿！"从此，枸杞根便叫地骨皮了。

【性味归经】甘，寒。归肺、肝、肾经。

【功　　效】凉血除蒸，清肺降火。

【主治病症】阴虚潮热，骨蒸盗汗，肺热咳嗽，咯血，衄血，内热消渴。

【用法用量】水煎服，9～15g。

【注意事项】虚劳火旺而脾胃薄弱，食少泄泻者宜减之。

药食同源 手绘本草

药膳食疗

• **地骨皮粥**

做法：地骨皮 30g，桑白皮 15g，麦冬 10g，面粉适量。取地骨皮、桑白皮、麦冬放入砂锅浸泡 20 分钟，煎 20 分钟去渣取汁，面粉调成糊共煮为稀粥。

功效：清肺凉血，生津止渴。

地骨皮桔梗炖猪肺

做法：地骨皮 15g，桔梗 18g，西洋参 12g，紫菀 12g，杏仁适量，猪肺 1 个，姜 2 片。将猪肺洗至变白。除猪肺、姜外，将其他材料洗净后放入炖盅内加水先炖，同时把猪肺、姜放入另一锅中煮沸。取出煮好的猪肺，放入药材锅中同炖 3 ~ 4 小时即成。

功效：补气虚，治久咳，化痰，润肺。

医海拾贝

- 《本草正》：地骨皮，枸杞根也，南者苦味轻，微有甘辛，北者大苦性劣，入药惟南者为佳。其性辛寒，善入血分，凡不因风寒而热在精髓阴分者最宜。此物凉而不峻，可理虚劳，气轻而辛，故亦清肺。
- 《本草新编》：地骨皮，非黄柏、知母之可比，地骨皮虽入肾而不凉肾，止入肾而凉骨耳，凉肾必至泄肾而伤胃，凉骨反能益肾而生髓，黄柏、知母泄肾伤胃，故断不可多用以取败，地骨皮益肾生髓，断不可少用而图功。欲退阴虚火动、骨蒸劳热之症，用补阴之药，加地骨皮或五钱或一两，始能凉骨中之髓，而去骨中之热也。

<ruby>五<rt>wǔ</rt></ruby> <ruby>加<rt>jiā</rt></ruby> <ruby>皮<rt>pí</rt></ruby>

别名：南五加皮，刺五加，刺五甲。

药食同源 手绘本草

70

【诗画本草】

《谢五加皮酒》

明·张弼

领得五加酒，全胜九转丹。

举杯才入口，老态变童颜。

物华撷珍

　　五加皮为五加科植物五加或无梗五加、刺五加、糙叶五加、轮伞五加等的根皮。夏、秋采挖，剥取根皮，晒干。五加皮以粗长、皮厚、气香、无木心者为佳，洗净后煎汁，和曲酿酒，或切碎袋盛浸酒服。

　　相传很久以前，东海龙王的五公主下凡来到人间，与凡人相爱结为夫妻。可是凡人家境贫寒，为生活所迫，五公主说可以酿造一种能健身治病的酒以补贴家用，凡人不懂如何酿酒，五公主便唱了一首酿酒的歌谣："一味当归补心血，去瘀化湿用姜黄。甘松醒脾能除恶，散滞和胃广木香。薄荷性凉清头目，木瓜舒络精神爽。独活山楂镇湿邪，风寒顽痹屈能张。五加树皮有奇香，滋补肝肾筋骨壮，调和诸药用甘草，佛手玉竹不能忘。凑足地支十二数，增增减减皆妙方。"歌中道出酿酒所需的十二种药材。凡人照此制作，酿成五加皮酒。此酒一经面世，庶民百姓、达官显贵，无不接口称赞。

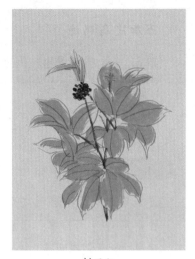

刺五加

【性味归经】辛、苦，温。归肝、肾经。

【功　　效】祛风湿，补肝肾，强筋骨，利水消肿。

【主治病症】风湿痹痛，筋骨痿软，小儿行迟，体虚乏力，水肿，脚气。

【用法用量】水煎服，5～10g；浸酒或入丸、散。外用：捣敷。

【注意事项】阴虚火旺者，口苦、口渴慎服。五加皮畏蛇皮、玄参，故不宜一同使用。孕妇、儿童慎用。

药膳食疗

• 五加皮酒

做法：五加皮50g，水煎，过滤留汁，再加入糯米适量，同煮成糯米干饭，放凉后加酒曲适量，发酵，酿酒，每日适量佐餐食用。

功效：祛风湿，抗感染。

• 五加皮乌鸡汤

做法：乌鸡肉 90g，五加皮 15g，巴戟天 9g，杜仲
　　　24g，同煮 2 小时，加入调味品适量，随意饮用。

功效：补肝肾，强筋骨。

医海拾贝

- 《本草求真》：脚气之病，因于风寒湿三气而成，风胜则筋骨为之拘挛。湿胜则筋脉为之缓纵，男子阴痿囊湿，女子阴痒虫生，小儿脚软。寒胜则血脉为之凝滞，筋骨为之疼痛，而脚因尔莫行。服此辛苦而温，辛则气顺而化痰，苦则坚骨而益精，温则祛风而胜湿，凡肌肤之瘀血，筋骨之风邪，靡不因此而治。盖湿去则骨壮，风去则筋强，而脚安有不理者乎。但此虽属理脚之剂，仍不免有疏泄之虞，须于此内参以滋补之药，则用之历久而不变矣。

- 《本草思辨录》：五加皮……宜下焦风湿之缓证。若风湿搏于肌表，则非其所司。古方多浸酒酿酒，及酒调末服之，以行药势。心疝少腹有形为寒，肺热生痿躄为热，《本经》并主之……五加皮辛苦而温，惟善化湿耳。化其阴淫之湿，即驱其阳淫之风。风去则热已，湿去则寒除。即《别录》之疗囊湿、阴痒、小便余沥、腰脚痛痹、风弱、五缓，皆可以是揆之。

厚朴

_{hòu} _{pò}

别名：川朴，紫油厚朴。

【诗画本草】

《山花子·篱外高枝厚朴花》

清·沈曾植

篱外高枝厚朴花，雨晴山鹊语喳喳。斋罢道人无一事，数檐牙。

日与春迟弥澹水，梦随人散没开遮。唤取樵青擎茗碗，碧萝芽。

物华撷珍

厚朴为木兰科植物厚朴或凹叶厚朴的干燥干皮、根皮和枝皮。《本草纲目》记载，因为木质朴而皮厚，故而叫"厚朴"。厚朴的皮、花、种子皆可入药。厚朴皮有行气消积，燥湿除满，降逆平喘之效；厚朴花能化湿理气宽中；

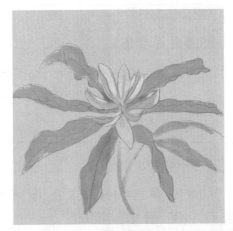

厚朴

种子有明目益气功效。厚朴皮以皮厚、油性足、断面紫棕色、有小亮星、气味浓厚者为佳。

厚朴药用历史悠久，东汉名医张仲景在《伤寒论》和《金匮要略》中，有15首方剂使用了厚朴，并有6首方剂以厚朴冠名。在2003年传染性非典型肺炎（SARS）和2020年新型冠状病毒感染疫情肆虐时，中药名方"达原饮"发挥了重要的防治作用。这个方剂来源于明代吴又可的《温疫论》，具有散郁化湿、清热养阴的功效。而厚朴是达原饮的重要组成成分。

【性味归经】苦、辛，温。归脾、胃、肺、大肠经。

【功　　效】行气消积，燥湿除满，降逆平喘。

【主治病症】食积气滞，腹胀便秘，湿阻中焦，脘痞吐泻，痰壅气逆，胸满喘咳等症。

【用法用量】水煎服，3～10g。

【注意事项】脾气虚、津伤血枯者及孕妇慎用。

药膳食疗

• 厚朴洋参汤

做法：厚朴15g，西洋参15g，陈皮9g，柴胡9g，石斛9g。将5种药煎煮即可饮用。

功效：养阴疏肝和胃。

• 二花汤

做法：厚朴花10g，凌霄花10g，用水同煎煮，煎汤代茶饮。

功效：利气开郁化瘀。

- 《本草汇言》：厚朴，宽中化滞，平胃气之药也。凡气滞于中，郁而不散，食积于胃，羁而不行，或湿郁积而不去，湿痰聚而不清，用厚朴之温可以燥湿，辛可以清痰，苦可以下气也。故前古主中风、伤寒头痛寒热，呕逆泻利，虫积痞积，或肺气胀满，痰涎喘嗽，或胃气壅滞，水谷不行，用此消食化痰，去湿散胀，平土、金二脏，以致于中和也。

- 《医学衷中参西录》：厚朴，治胃气上逆，恶心呕哕，胃气郁结胀满疼痛，为温中下气之要药。为其性温味又兼辛，其力不但下行，又能上升外达，故《本经》谓其主中风、伤寒头痛，《金匮》厚朴麻黄汤用治咳而脉浮。与橘、夏并用，善除湿满；与姜、术并用，善开寒痰凝结；与硝、黄并用，善通大便燥结；与乌药并用，善治小便因寒白浊。味之辛者，又能入肺以治外感咳逆；且能入肝，平肝之横恣，以愈胁下痃疼……兼入血分，甄权谓其破宿血，古方治月闭亦有单用立者。诸家多谓其误服能脱元气，独叶香岩谓多用则破气，少用则通阳，诚为确当之论。

ròu guì
肉 桂

别名：牡桂，紫桂，大桂，辣桂，桂皮，玉桂。

【诗画本草】

《及门楼敬思自粤西远寄浔桂》

清·查慎行

隔年一信到何迟，寄我浔州菌桂皮。

已向笈中储上药，只愁天下少良医。

物华撷珍

肉桂是樟科植物肉桂的干皮和枝皮。因其气香浓烈，味道甜辣，常被用作香料、烹饪材料及药材。挑选桂皮，以细致、皮厚体重、香气浓、甜味浓而微辛、嚼之渣少者为佳。天气寒冷时，最适合用肉桂来煲羊肉汤，可以起到温中健胃、暖腰膝的作用。

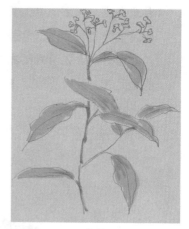

肉桂

相传古代四大美女之一的西施，有一次忽感咽喉疼痛，虽然用了大量清热泻火的药物，症状稍有缓解，但药停即发，反复难愈。后遇一名医，见其四肢不温，小便清长，六脉沉细，于是处方肉桂一斤。药店老板略知药理，看罢处方，不禁冷笑："喉间肿痛溃烂，乃是大热之症，怎么能用辛温的肉桂呢？"便不予捡药。西施道："此人医术高明，不会戏言。眼下也没有别的办法，先用少量试试试看吧。"西施先嚼一小块肉桂，感觉香甜可口，嚼完半斤咽喉部疼痛消失，进食无碍。药店老板听说后，专程求教名医，名医说："西施的病是虚寒阴火引起的喉疾，非引火归原之法不能治。"

【性味归经】辛、甘，大热。归肾、脾，心、肝经。

【功　　效】补火助阳，散寒止痛，温通经脉，引火归原。

【主治病症】命门火衰，肢冷脉微，亡阳虚脱，腹痛泄泻，寒疝奔豚，腰膝冷痛，经闭癥瘕，阴疽，流注，肾虚作喘、头晕目赤，及虚阳浮越，上热下寒。

【用法用量】水煎服，1 ~ 5g，宜后下或焗服；或入丸、散。外用研末调敷或浸酒涂擦。

【注意事项】阴虚火旺忌服，孕妇慎服。不宜与赤石脂同用。

药膳食疗

• 肉桂红糖茶

做法：桂皮 3 ~ 6g，红糖 12g，水煎去渣，分 2 次温服。

功效：温经暖中。

羊肉肉桂汤

做法：羊肉 500g，肉桂 6g，慢炖 1 小时，吃肉喝汤。

功效：温中健胃，暖腰膝。

医海拾贝

- 《本草汇》：肉桂，散寒邪而利气，下行而补肾，能导火归原以通其气，达子宫而破血堕胎，其性剽悍，能走能守之剂也。若客寒犯肾经，亦能冲达而和血气，脉迟在所必用。其逐瘀、治疝、消痈有功者，盖血虽阴类，用之者必借此阳和耳。

- 《玉楸药解》：肉桂，温暖条畅，补血中温气。香甘入土，辛甘入木，辛香之气，善行滞结，是以最解肝脾之郁……凡经络埋瘀，脏腑癥结，关节闭塞，心腹疼痛等症，无非温气衰损，血分寒冱之故，以至上下脱泄，九窍不守，紫黑成块，腐败不鲜者，皆此症也。女子月期、产后，种种诸病，总不出此。悉用肉桂，余药不能。肉桂本系树皮，亦主走表，但重厚内行，所走者表中之里，究其力量所至，直达脏腑，与桂枝专走经络不同。

chén pí
陈 皮

别名：橘皮，贵老，黄橘皮，红皮。

【诗画本草】

《金橘》

宋·王十朋

黄柑绿橘未分珍，琐碎登盘辄献新。

正可呼为木奴子，不知谁是铸金人。

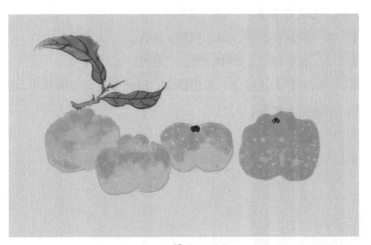

橘子

陈皮为芸香科植物福橘或朱橘等多种橘类的果皮。其放置的时间越久，其药效越强，故名陈皮。气芳香，味苦。以皮薄、片大、色红、油润、香气浓者为佳。橘皮（陈皮）药材分"陈皮"和"广陈皮"。古人称橘对人有五悦："味悦人口，色悦人目，气悦人鼻，性悦人脏，誉悦人耳。"

相传汉文帝时，苏仙公得道成仙的时候，对母亲说："明年天下会有疫病，用庭中井水一升，檐边橘叶一枚，可以治好一人。"第二年果然疫病流行，苏母用这个方法治好了不少人，"橘井飘香"成了医林千古佳话。《岭南随笔》《岭南杂记》均有记载，化州仙橘是仙人所植，唯此一株，一月一子，其皮入药痰解。化州仙橘的化痰之力很强，《岭南杂记》云："化州仙橘，其实非橘，皮厚味酸，不中食。其陈皮厚为五片、七片，不可成双，治疗痰症如神。每片真者，可值千金。化皮赝者多。"

【性味归经】苦、辛，温。归脾、肺经。

【功　　效】理气，调中，燥湿，化痰。

【主治病症】胸腹胀满，不思饮食，呕吐哕逆，咳嗽痰多，胸痹。亦解鱼、蟹毒。

【用法用量】水煎服，3～10g。

【注意事项】气虚及阴虚燥咳患者不宜。吐血证慎服。

- **陈皮姜茶**

  做法：把陈皮洗净，用刀刮去内层白膜，切细丝备用；
  嫩姜洗净切细丝，加两碗水煮，大火开后转小火，
  约煮 5 分钟，再放入陈皮煮 20 秒，即可熄火。
  代茶饮。

  功效：疏肝，解郁，止痛。

- **降脂茶**

  做法：陈皮 25g，山楂 15g，甘草 5g，丹参 10g，以
  1500mL 水煮沸，小火再煮 20 分钟。

  功效：软坚散结，化痰降脂。

医海拾贝

- 《日用本草》：橘皮，能散能泻，能温能补，能消膈气，
  化痰涎，和脾止嗽，通五淋。中酒呕吐恶心，煎饮之效。
- 《神农本草经百种录》：橘柚通体皆香，而皮辛肉酸，
  乃肝胆通气之药也。故凡肝气不舒，克贼脾土之痴，皆
  能已之。
- 《医林纂要》：橘皮，上则泻肺邪，降逆气；中则燥脾湿，
  和中气；下则舒肝木，润肾命。主于顺气、消痰、去郁。

sāng bái pí
桑 白 皮

别名：桑根白皮，桑根皮，桑皮，白桑皮。

【诗画本草】

《桑》

明·于谦

一年两度伐枝柯，万木丛中苦最多。

为国为民皆是汝，却教桃李听笙歌。

物华撷珍

桑白皮为桑科植物桑的根皮。桑树的全身都是宝：桑枝可以祛风湿、利关节；桑叶能疏散风热，清肺润燥，清肝明目；桑椹不仅美味可口，还具有滋阴补血、生津润燥的功效；桑白皮能泻肺平喘，利水消肿，药用以色白、皮厚、柔韧者为佳。

很久以前，华佗上山采药时见有一砍柴的妇女，失手划破了腿，鲜血直流。他连忙拿出止血药要给她敷，那妇女却说："小事而已。"随手削了片桑树皮，朝伤口一贴，又去干活了。华佗放心不下，拦住问："腿都流血了还不敷药，这能行吗？"妇女说："庄稼人难免磕碰出血，已经成了家常便饭了。"华

药食同源 手绘本草

82

佗心里直犯嘀咕，便住下来
观察。第三天，见那妇女揭
下桑树皮，一看伤口已经愈
合，华佗觉得很惊奇。从此，
华佗就用这个方法医治皮
破血流，伤口愈合得又快又
好，桑白皮因此而为世人所
熟知。

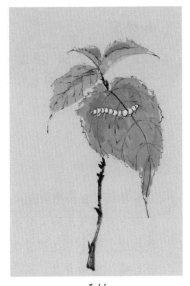

桑树

【性味归经】甘，寒。归肺经。

【功　　效】泻肺平喘，利
水消肿。

【主治病症】肺热喘咳，水
肿胀满尿少，面目肌肤浮肿。

【用法用量】水煎服，6～12g。外用捣汁涂或水煎洗。

【注意事项】肺虚无火，小便多及风寒咳嗽忌服。

药膳食疗

● **桑白皮粥**

做法：桑根白皮 30g，粳米 60g。将桑根白皮洗净，切碎，
用水煎煮，去渣取汁，同粳米煮为稀粥。服时酌
加白糖，温热食之，日服 2 次。

功效：泻肺平喘，利尿消肿。

- **如神茶**

  做法：白茅根 5g，桑白皮 3g，绿茶 3g。用 200mL 开水
  　　　冲泡 10 分钟后饮用。

  功效：清泄肺热。

医海拾贝

- 《本草纲目》：桑白皮，长于利小水，乃实则泻其子也，故肺中有水气及肺火有余者宜之。十剂云：燥可去湿，桑白皮、赤小豆之属是矣。宋医钱乙治肺气热盛，咳嗽而后喘，面肿身热，泻白散……桑白皮、地骨皮皆能泻火从小便去，甘草泻火而缓中，粳米清肺而养血，此乃泻肺诸方之准绳也。元医罗天益言其泻肺中伏火而补正气，泻邪所以补正也。若肺虚而小便利者，不宜用之。

- 《药品化义》：桑皮，散热，主治喘满咳嗽，热痰唾血，皆由实邪郁遏，肺窍不得通畅，借此渗之散之，以利肺气，诸证自愈。故云泻肺之有余，非桑皮不可。以此治皮里膜外水气浮肿及肌肤邪热，浮风燥痒，悉能去之……同甘菊、扁豆通鼻塞热壅，合沙参、黄芪止肠红下血皆有神效。

dù zhòng
杜 仲

别名：扯丝皮，思仲，丝棉皮，玉丝皮。

【诗画本草】

《本草诗·杜仲》

清·赵瑾叔

杜仲求仙食此成，即将妙药借佳名。

断丝须记寻盐炒，折片休忌用酒倾。

物华撷珍

杜仲为杜仲科植物杜仲的干燥树皮。为了保护资源，一般采用局部剥皮法。在清明至夏至间，选取生长15～20年的植株，按药材规格大小，剥下树皮，刨去粗皮，晒干。杜仲以皮厚而大，糙皮刮净，外面黄棕色，内

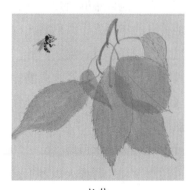

杜仲

面黑褐色而光亮，折断时白丝多者为佳。

　　相传很久以前，洞庭湖畔的纤夫靠拉纤为生，长年累月低头弯腰拉纤，以致十有八九患了腰膝疼痛的顽症。有一位青年纤夫名叫杜仲，心地善良，他一心想解除纤夫们的疾苦。为了实现这一愿望，他经常离家上山寻药。有一天他在山坡上遇到一位药翁，向老翁诉说了纤夫们的疾苦。老翁听后十分感动，从药篓中掏出一块树皮递给杜仲告诉他可治腰腿痛，并指着对面高山叮嘱杜仲："对面山上有此药，山高坡陡，采药时可要小心哪！"杜仲连连道谢，拜别了老翁，沿着山间险道攀登而去。当他爬到半山腰时，不慎翻滚下来，万幸身体悬挂在一棵大树上。他突然发现身边正是他要找的那种树，于是拼命地采集树皮。结果他精疲力竭，落入水中，被山水冲入洞庭湖。洞庭湖畔的纤夫们听到这一噩耗，立即寻找，最终找到了杜仲，可惜他已不在人世，他怀里还紧紧抱着一捆采集的树皮。纤夫们吃完了他采集的树皮，果真腰膝疼痛好了。为了纪念这个心地善良的年轻人，人们将此树皮命名为"杜仲"。

【性味归经】甘，温。归肝、肾经。

【功　　效】补肝肾，强筋骨，安胎。

【主治病症】肾虚腰痛，筋骨无力，妊娠漏血，胎动不安，高血压。

【用法用量】水煎服，6～10g；或浸酒；或入丸、散。

【注意事项】肾虚火炽者不宜用，用当与黄柏、知母同入。

药膳食疗

• **杜仲煨猪腰**

做法：杜仲 10g，猪肾 1 个。猪肾剖开，去筋膜，洗净，用花椒、盐淹过；杜仲研末，纳入猪肾，用荷叶包裹，煨熟食。

功效：补肝肾，强腰止痛。

• **杜仲寄生茶**

做法：杜仲、桑寄生各等分。共研为粗末。每次 10g，沸水浸泡饮。

功效：补肝肾，降血压。

医海拾贝

• 《本草汇言》：方氏《直指》云：凡下焦之虚，非杜仲不补；下焦之湿，非杜仲不利；足胫之酸，非杜仲不去；腰膝之疼，非杜仲不除。然色紫而燥，质绵而韧，气温而补，补肝益肾，诚为要剂。如肝肾阳虚而有风湿病者，以盐酒浸炙，为效甚捷；如肝肾阴虚，而无风湿病，乃因精乏髓枯，血燥液干而成痿痹，成伛偻，以致俯仰屈伸不用者，又忌用之。

• 《药品化义》：杜仲，味苦沉下入肾，盖肾欲坚，以苦坚之，用此坚肾气，强壮筋骨，主治腰脊酸疼，脚膝行痛，阴下湿痒，小便余沥。东垣云功效如神应，良不爽也。盖牛膝主下部血分，杜仲主下部气分，相须而用。

lóng yǎn ròu
龙 眼 肉

别名：益智，蜜脾，桂圆。

【诗画本草】

《荔枝龙眼二绝》

宋·刘克庄

食观本草岂非痴，二果甘滋可养脾。

耄智自知无益处，肉身安得有轻时。

物华撷珍

　　龙眼肉是无患子科植物龙眼的假种皮。龙眼因其种圆黑光泽，种脐突起呈白色，看似传说中"龙"的眼睛，所以得名。新鲜的龙眼肉质极嫩，汁多甜蜜，美味可口。鲜龙眼烘成干果即中药里的桂圆。

　　传说很久以前，江南某地有一李员外，家财万贯，年过半百却膝下无子，心里颇是郁郁。李员外连娶三房妻室，终于在天命之年得了个儿子。晚年得子，合家欢喜，视为宝贝。从小娇生惯养，长得又瘦又矮，10岁的孩子看上去就像四五岁，这下可急坏了钱员外。李员外有位通晓医理的远房亲戚，他见孩子这般模样就对李员外说：
"少爷就是先天禀赋不足，
后天过于娇贵，脾胃不健。
若要强身健体，非吃龙眼不
可。"李员外听后立即派人
去采摘龙眼，并加工制作成
龙眼肉，每天蒸给儿子吃。
日复一日，孩子的身体变得
越来越强壮。

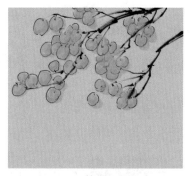
桂圆

【性味归经】甘，温。归心、脾经。

【功　　效】补益心脾，养血安神。

【主治病症】失眠健忘，心悸怔忡，慢性出血，月经过多，气
血不足，虚劳羸弱等症。

【用法用量】水煎服，9 ~ 15g。

【注意事项】脾胃有痰火及湿滞停饮、消化不良、恶心呕吐
者忌服。孕妇，尤其妊娠早期，不宜服用龙眼肉，以防胎动
及早产等。此外，因其葡萄糖含量较高，故糖尿病患者不宜
多服。

药膳食疗

· **龙眼枸杞汤**

做法：龙眼肉30g，枸杞子15g，桑椹15g，用水同煎煮。
　　　服用时，可加适量白糖。

功效：养心，补肝，益肾。

龙眼酸枣汤

做法：龙眼肉 9g，芡实 15g，莲子 10g，炒酸枣仁 10g，五味子 10g。炖汤，睡前服用。

功效：养血安神。

医海拾贝

- 《本草纲目》：食品以荔枝为贵，而资益则龙眼为良，盖荔枝性热，而龙眼性和平也。严用和《济生方》治思虑劳伤心脾有归脾汤，取甘味归脾，能益人智之义。
- 《药品化义》：桂圆……大补阴血，凡上部失血之后，入归脾汤同莲肉、芡实以补脾阴，使脾旺统血归经。如神思劳倦，心经血少，以此助生地、麦冬补养心血。又筋骨过劳，肝脏空虚，以此佐熟地、当归，滋培肝血。

第三章

叶类药

　　叶类药是以植物叶入药的药材总称，通常采自双子叶植物的叶，多是完整且长成的干燥叶，少为嫩叶或尚带有部分嫩枝的叶。所以叶类药物的采摘不仅仅在春季，更多的是夏秋季节。叶类药物大多具有宣肺、养胃之功，少数具有利水之效，味多甘、苦。药食同源的某些叶类药物不仅可以代茶饮，而且可以制成香料或饮品，是人们生活饮食的常用之品。本章筛选了紫苏叶、桑叶、淡竹叶、番泻叶、荷叶、侧柏叶、银杏叶、罗布麻、百合共9种药食同源的叶类药进行解析，方便更深入认识这些叶类药的特征与功效，为将这些叶类药更好融入我们的起居饮食提供参考。

紫 苏 叶

别名：苏，苏叶，紫菜。

【诗画本草】

《次韵志归十首其一》

宋·方回

解语莺能巧，交飞蝶许狂。

苔纹深碧毯，榴皕竞红妆。

粗已成幽圃，犹当筑小堂。

未妨无暑药，熟水紫苏香。

物华撷珍

　　紫苏叶为唇形科植物紫苏的干燥叶或带叶嫩枝。夏季枝叶茂盛时采收，除去杂质，阴干。叶片多皱缩卷曲、破碎，完整者展平后呈卵圆形。质脆。气清香，味微辛。以色紫、香气浓者为佳。

　　紫苏的入药部分以茎叶及果实为主，其功效也不相同。紫苏叶能解表散寒。紫苏的茎称为紫苏梗，功能理气宽中，止痛安胎。紫苏的成熟果实为紫苏子，有降气平喘、润肠通便的功效。

相传九九重阳节，华佗带徒弟到镇上酒铺饮酒，见几个少年在比赛吃螃蟹。华佗心想，螃蟹性寒，吃多了会生病，便上前好言相劝。但少年们不听劝。就这样过了没多久，那伙少年突然腹痛倒地，满头大汗，喊着肚子痛。华佗跟徒弟说："快去河边采些紫叶草来。"徒弟采来紫叶草，华佗让酒铺老板把紫叶草熬汤给少年们服用，少年们喝完之后感觉肚子渐渐不痛了，没过多久就行动自如，遂向华佗再三

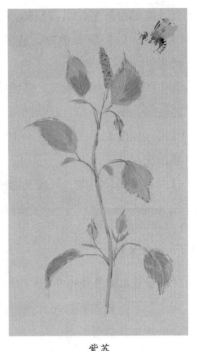

紫苏

道谢。徒弟心里很是疑惑，便问道："老师，您从没有用紫叶草治过病，怎么知道紫叶草能治吃螃蟹中毒的病？"华佗告诉徒弟，他曾到一条河边采药，看到一只水獭吃了一条非常大的鱼，由于吃得太多，很是难受。后来，就见水獭爬到岸边一块紫草地上，吃了些紫叶草，不一会就跳跳蹦蹦地回到河边游走了。华佗对徒弟说："鱼性属凉，螃蟹也是凉性，而紫叶草属温。我用紫叶草来解毒，这是向水獭学的。"由于这种药草是紫色的，吃到腹中很舒服，所以华佗给他取名叫"紫舒"，后来人们又把它叫作"紫苏"。

【性味归经】辛，温。归肺、脾经。

【功　　效】解表散寒，宣肺化痰，行气和中，安胎，解鱼蟹毒。

【主治病症】风寒表证，咳嗽痰多，胸脘胀满，恶心呕吐，腹痛吐泻，胎气不和，妊娠恶阻，食鱼蟹中毒。

【用法用量】水煎服，5～10g。外用适量，捣敷、研末掺或煎汤洗。

【注意事项】阴虚、气虚及温病者慎服。

药膳食疗

- ### 紫苏饮

  做法：紫苏鲜叶3～5片，白糖适量。将紫苏叶洗净沥水，放入杯内用开水冲泡，放入白糖成清凉饮料。

  功效：健胃解暑。

- ### 紫苏粥

  做法：紫苏叶15g，粳米100g。红糖适量。以粳米煮稀粥，粥成入紫苏叶稍煮，加入红糖搅匀即成。

  功效：开宣肺气，发表散寒，行气宽中。

- ### 鲜紫苏叶滚黄牯鱼汤

  做法：鲜紫苏叶80g，黄牯鱼400g，生姜3片。把紫苏叶洗净；黄牯鱼宰洗净，煎至微黄，加入少许热水，再加入姜和适量的水，大火煮沸后改文火约10分钟，撒入紫苏叶，片刻下盐便可。

  功效：养阳健脾，祛湿醒胃。

- 《本草纲目》：紫苏，近世要药也。其味辛，入气分，其色紫，入血分。故同橘皮、砂仁，则行气安胎；同藿香、乌药，则温中止痛；同香附、麻黄，则发汗解肌；同芎䓖、当归，则和血、散血；同木瓜、厚朴，则散湿解暑，治霍乱脚气；同桔梗、枳壳，则利膈宽肠；同杏仁、莱菔子，则消痰定喘。

- 《长沙药解》：苏叶辛散之性，善破凝寒而下冲逆，扩胸腹而消胀满，故能治胸中瘀结之证而通经达脉，发散风寒，双解中外之药也。

- 《本草乘雅半偈》：（紫苏）致新推陈之宣剂，轻剂也。故主气下者，可使之宣发，气上者，可使之宣摄……叶则偏于宣散，茎则偏于宣通，子则兼而有之，而性稍缓。

sāng yè 桑叶

别名：铁扇子，蚕叶。

【诗画本草】

《初夏》

宋·范成大

清晨出郭更登台，不见余春只么回。

桑叶露枝蚕向老，菜花成荚蝶犹来。

物华撷珍

桑叶为桑科植物桑的干燥叶，呈碎片状，上表面呈黄绿色，略有光泽，背面呈淡黄绿色或黄白色，叶脉突出，小脉交织呈网状，质脆。气微，味淡、微苦涩。每年于秋天霜降后采收，除去细枝及杂质，晒干。药用一般认为霜后采者质佳。

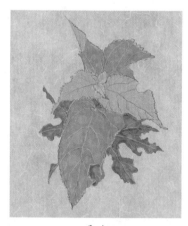

桑叶

相传宋代，严山寺来一游僧，身体瘦弱且胃口极差，每晚入睡就浑身是汗，醒后衣衫尽湿，甚至被单、草席皆湿，二十余年多方求医皆无效。一日，严山寺的监寺和尚知道了游僧的病情后便说："我有一祖传验方可治你的病，而且无毒，何不试试？"翌日天刚亮，监寺和尚带着游僧来到桑树下，趁晨露未干时，采摘了一把桑叶带回寺中，叮嘱游僧焙干研末，每次服二钱，空腹时用米汤冲服，每日1次。连服3日后，游僧的沉疴竟然痊愈了。寺中众人无不惊奇，佩服监寺和尚药到病除。此后，人们将桑叶用于食疗，特别是以霜桑叶煎水代茶饮用。如明代李时珍所著的经典医书《本草纲目》中记载："汁煎代茗，能止消渴。"

【性味归经】甘、苦，寒。归肺、肝经。

【功　　效】疏散风热，清肺润燥，清肝明目，凉血止血。

【主治病症】风热感冒，肺热燥咳，头晕头痛，目赤昏花。

【用法用量】水煎服，5～10g。或入丸、散。外用适量，煎水洗或捣敷。

【注意事项】《得配本草》："肝燥者禁用。"

药膳食疗

• **桑叶粥**

做法：取桑叶10g，粳米50g。先将桑叶洗净后煎煮取汁；将粳米洗净后煮成稠粥，待粥将熟时加入桑叶汁，稍煮片刻。温热食用。

功效：祛风清热。

- ## 桑叶猪肝汤

  做法：猪肝100g，桑叶15g，盐2g。将猪肝洗净，切成片，放入汤锅中，加清水适量，先用大火，煮沸后撇去浮沫，再改用小火，煮至七成熟，放入桑叶，用盐调好味即成。

  功效：补肝，养血，明目。

- ## 桑叶菊花饮

  做法：取桑叶、菊花各15g。水煎服。

  功效：清热解毒。

医海拾贝

- 《本草蒙筌》：采经霜者煮汤，洗眼去风泪殊胜。盐捣敷蛇虫蜈蚣咬毒，蒸捣署仆损瘀血带凝。煎代茶，消水肿脚浮，下气令关节利；研作散，汤调。止霍乱吐泻，出汗除风痹疼。炙和桑衣煎浓，治痢，诸伤止血。
- 《本草拾遗》：主霍乱腹痛，叶下冬月用干者浓煮服之……细锉，大釜中煎取如赤糖，去老风及宿血。
- 《本草图经》：桑叶以夏秋再生者为上，霜后采之。

药食同源 手绘本草

淡竹叶
dàn zhú yè

别名：竹叶门冬青，迷身草，山鸡米，金竹叶，长竹叶，林下竹。

【诗画本草】

《黄莺儿·淡竹叶》

清·吴绡

嫩碧长阶前。似新篁、叶叶烟。黛痕细折天生茜。
铜花也欠鲜。石花也未妍。青螺一点枝头颤。
翠为钿。玉台妆罢，宜贴两眉边。

物华撷珍

淡竹叶为禾本科植物淡竹叶的干燥茎叶。生于山坡林下阴湿处。栽后 3～4 年开始采收。在 6～7 月将开花时，除留种以外，其余一律离地 2～5cm 处割起地上部分，晒干，理顺扎成小把即成。本品体轻，质柔韧。气微，味淡。以叶大、色绿、

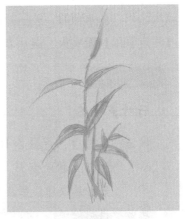

淡竹叶

不带根及花穗者为佳。

　　相传建安十九年（214），刘备发兵声讨曹操，张飞带一路兵马到巴西城后，与曹操派来的大将张郃相遇。张郃智勇双全，即刻筑寨拒敌。张飞急攻不下，便指使军士在阵前骂阵。张郃不理，坚守不战，并饮酒欢歌，气得张飞七窍生烟，口舌生疮，众士兵也多因骂阵而热病烦渴。诸葛亮闻讯派人送来了数瓮佳酿，并嘱咐张飞依计而行。张飞吩咐军士们席地而坐，大碗饮酒。张郃听说后恶狠狠地骂道："张飞欺我太甚！"当即传令入夜下山劫寨，结果惨败。原来张飞用的是一条"诱敌之计"，他们白天阵前喝的不是什么"佳酿美酒"，而是诸葛亮派人送来的一种药汤——淡竹叶汤。此计既诱张郃上当，又为张飞和众军士们清火治病。淡竹叶的用处自此传开，流传至今。

【性味归经】甘、淡，寒。归心、胃、小肠经。

【功　　效】清热泻火，除烦止渴，利尿通淋。

【主治病症】热病烦渴，小便短赤涩痛，口舌生疮，小儿惊啼。

【用法用量】水煎服，9～15g。

【注意事项】无实火、湿热者慎服，体虚有寒者禁服。

药膳食疗

• 竹叶芦根茶

　　做法：淡竹叶、芦根各10g。冰糖适量。将芦根、淡竹叶与冰糖一起放入茶壶中，冲入沸水，盖焖15分钟后饮用。每日1剂，代茶频饮。

　　功效：退热除烦。

- **竹叶绿豆粥**

  做法：淡竹叶 10g，绿豆 25g，甘草 5g，粳米 100g，冰糖适量。将淡竹叶、甘草装入调料袋，与绿豆一起放入锅中，加适量水煮至绿豆皮裂开，取出调料袋，倒入粳米和冰糖，续煮至粥成。每日早、晚温热食用。

  功效：清泻心火，消暑退热。

- **淡竹叶山药粥**

  做法：淡竹叶 30g，山药 20g，粳米 60g，白糖 20g。淡竹叶水煎取汁备用；将山药用清水浸泡一夜，切成薄片后，将所有食材同煮成粥，加白糖调味即可。

  功效：清心火，除烦热，利小便，健脾祛暑。

医海拾贝

- 《滇南本草》：治肺热咳嗽，肺气上逆，治虚烦发热，退虚热，止烦热，煎点童便服。
- 《本草纲目》：处处原野有之，春生苗，高数寸，细茎绿叶，俨如竹米落地所生细竹之茎叶。其根一窠数十须，须上结子，与麦门冬一样，但坚硬尔。随时采之。八九月抽茎，结小长穗。僮人采其根苗，捣汁和米作酒曲，甚芳烈。
- 《药义明辨》：淡竹叶，味甘、淡，气寒，清心肺，除烦热，凡阳中无阴而阳僭者，无分气血虚实，皆可用也。

fān xiè yè
番 泻 叶

别名：旃那叶，泻叶，泡竹叶。

物华撷珍

番泻叶为豆科植物狭叶番泻或尖叶番泻的干燥小叶。生长盛期选晴天采下叶片，及时摊晒，经常翻动，晒时勿堆积过厚，免使叶色变黄，晒至干燥。或在 40 ～ 50℃烘干。本品狭叶番泻呈长卵形或卵状披针形，长 1.5 ～ 5cm，宽 0.4 ～ 2cm。叶片革质。气微弱而特异，味微苦，稍有黏性。尖叶番泻呈披针形或长卵形，略卷曲。质地较薄脆，微呈革质状。气味同狭叶番泻。两者均以叶片大、完整、色绿、梗少、无泥沙杂质者为佳。

番泻叶其实并非我国本土的物种，而是从印度、埃及等国家引进的外来物种，因此在传统中药里也很难找到它的名字，《神农本草经》《本草纲目》等经典著作均无记载。番泻叶在医书上的

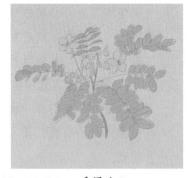

番泻叶

记载最早见于民国医家王一仁的著作《饮片新参》。

【性味归经】甘、苦，寒，有小毒。归大肠经。

【功　　效】泄热行滞，通便，利水。

【主治病症】热结积滞，便秘腹痛，水肿胀满。

【用法用量】水煎服，3～6g，后下。或泡茶。或研末，1.5～3g。

【注意事项】体虚及孕妇、经期及哺乳期禁服。用量过大，易致腹痛、恶心、呕吐。

药膳食疗

- **番泻叶茶**

  做法：番泻叶 1.5～3g。温开水泡服。

  功效：泄热行滞，通便。

医海拾贝

《饮片新参》：泄热，利肠府，通大便。

荷 叶

hé yè

别名：蕸，莲花茎，莲茎。

【诗画本草】

《荷叶》
宋·苏轼
田田抗朝阳，节节卧春水。
平铺乱萍叶，屡动报鱼子。

物华撷珍

荷叶为睡莲科植物莲的干燥叶。夏、秋二季采收，晒至七八成干时，除去叶柄，折成半圆形或折扇形，干燥。本品叶多折成半圆形或扇形，展开后类圆盾形，直径 20～50cm，全缘或稍成波状。质脆，易破碎。微有清香气，味微苦。

相传东晋末年，南朝将军陈霸先曾率兵镇守京口重镇，与北齐的军队对峙两个多月，酷暑难耐，城内军民粮食短缺，形势非常危急。老百姓听说后，纷纷支援陈军，用荷叶包饭，再夹上蔬菜，送进城里。这荷叶饭香味扑鼻，消暑又果腹，将士们吃了后士气大振，后来打了胜仗。荷叶与饭共煮，有升发元气、调理脾胃、清热解暑的功效。荷叶入肴，在汉唐时开始盛行。唐代文学家柳宗元的《柳州峒氓》一诗中，曾有"绿荷包饭趁墟人"的诗句。"绿荷包饭"至今仍是广州和福州茶楼酒肆的美食。

【性味归经】苦，平。归肝、脾、胃经。

【功　　效】清暑化湿，升发清阳，凉血止血。

【主治病症】暑热烦渴，暑湿泄泻，脾虚泄泻，血热吐衄，便血崩漏。

【用法用量】水煎服，3～10g（鲜品15～30g）。或入丸、散。外用适量，煎水洗或捣敷。

【注意事项】气血虚者慎服。

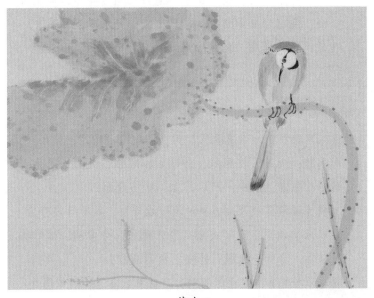

荷叶

• 荷叶二花粥

做法：鲜荷叶 1 张，荷花 1 朵，扁豆花 5 朵，粳米 100g。将鲜荷叶洗净、切细；先取粳米煮粥，待熟后调入荷叶、二花，再煮一二沸服食，每日 2 剂。

功效：清热解暑，除烦利尿。

• 荷叶茶

做法：陈皮 500g，鲜荷叶 100 张，生薏苡仁、生山楂各 1000g。将夏日采集的新鲜荷叶洗净，切丝，晾干。将陈皮、山楂和薏苡仁研为细末，与荷叶混匀分成 100 袋。每日 1 袋，开水冲泡代茶饮。

功效：健脾降脂，化痰除湿。

- 《本草纲目》：生发元气，裨助脾胃，涩精滑，散瘀血，消水肿、痈肿，发痘疮。治吐血、咯血、衄血、下血、溺血、血淋、崩中、产后恶血，损伤败血。

- 《秘传证治要决及类方》：治阳水浮肿，败荷叶烧存性，碾末米饮调下。荷叶灰服之令人瘦劣。今假病，欲容体瘦以示人者，一味服荷叶灰，故可退肿。

- 《本草拾遗》：主血胀腹痛，产后胞衣不下，酒煮服之；又主食野菌毒，水煮服之。

cè bǎi yè

侧 柏 叶

别名：柏叶，扁柏叶，丛柏叶。

【诗画本草】

《再赋·郁郁金舒柳》
宋·孔平仲
郁郁金舒柳，青青黛染槐。
繁阴庭侧柏，碎绿井中苔。
雨漏芦檐破，风薰草意回。
陟釐题短句，自洗笔头灰。

物华撷珍

　　侧柏叶为柏科植物侧柏的干
燥枝梢和叶。多在夏、秋二季采收，
阴干。本品多分枝，叶细小鳞片状，
交互对生，贴伏于枝上，深绿色
或黄绿色。质脆，易折断。气清香，
味苦涩、微辛。以叶嫩、青绿色、
无碎末者为佳。

　　树木大多数都朝向东方生长，
而有一种柏树却朝向西方生长。

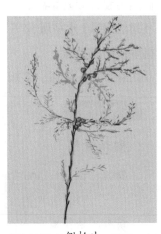

侧柏叶

这种树昂首直立，木质坚韧，不畏风雪，四季常青；因叶呈扁形，侧向地面而生，故名侧柏。东晋葛洪《抱朴子》中有吃侧柏叶而益寿延年的故事。相传在汉成帝时，有猎人看见终南山中有一身生黑毛、不着衣物的野人，身手灵活得如猿猴一般。后来猎户们结伙为伴，捉拿这个野人，却发现其竟是200年前的秦代宫女。据说秦王被灭时，她仓皇逃入终南山中，饥寒交迫，无以充饥。适逢一白发老翁，教她取侧柏叶充饥果腹。于是她采食侧柏叶，不仅不饥不渴，而且身体还变得轻便起来，夏不惧暑，冬不畏寒。这个故事说明侧柏叶有神奇的功效，《本草纲目》记载："主治吐血衄血、痢血崩中赤白，轻身益气，令人耐寒暑，去湿痹，止饥。"侧柏叶的轻身益气、止饥辟邪功能未有深入研究，但其凉血止血作用却历经千百年的临床验证。

【性味归经】甘、涩，寒。归肺、肝、脾经。

【功　　效】凉血止血，化痰止咳，生发乌发。

【主治病症】吐血，衄血，咯血，便血，崩漏下血，肺热咳嗽，血热脱发，须发早白。

【用法用量】水煎服，6～15g。或入丸、散。外用适量，煎水洗，捣敷或研末调敷。

【注意事项】久服、多服，易致胃脘不适及食欲减退。

药膳食疗

● 侧柏叶粥

做法：侧柏叶30g，粳米100g。先煎侧柏叶去渣去汁，加粳米煮粥。

功效：清热凉血。

- **柏叶蜜**

    做法：鲜侧柏叶500g，蜂蜜100g。每日取新鲜侧柏叶，加水约200g，煎至100g，去渣，然后加入蜂蜜100g，和匀即可。

    功效：清热泻火。

- **旱莲侧柏叶茶**

    做法：旱莲草30g，侧柏叶、荷叶各15g。上药捣碎，置热水瓶中，冲入沸水泡焖15分钟，代茶频饮。每日1剂，血止后停服。

    功效：清热止血，养阴益肾。

- **鲜藕侧柏叶汁**

    做法：鲜莲藕500g，生侧柏叶100g，蜂蜜15g。将鲜莲藕、侧柏叶洗净，榨汁。把莲藕汁、柏叶汁、蜂蜜混匀，放入炖盅，文火隔水炖5分钟即可。随量饮用。

    功效：清热凉血，散瘀止血。

医海拾贝

- 《本草纲目》：柏有数种，入药唯取叶扁而侧生者，故曰侧柏。

- 《本草求真》：侧柏叶仗金气以制木。借炒黑以止血。

- 《本草汇言》：侧柏叶，止流血，祛风湿之药也。凡吐血、衄血、崩血、便血，血热流溢于经络者，捣汁服之立止。凡历节风痹周身走注，痛极不能转动者，煮汁饮之即定。惟热伤血分与风湿伤筋脉者，两病专司其用。

银杏叶

yín   xìng   yè

别名：白果叶，飞蛾叶，鸭脚子。

【诗画本草】

《晨兴书所见》

宋·葛绍体

等闲日月任西东，不管霜风著鬓蓬。

满地翻黄银杏叶，忽惊天地告成功。

物华撷珍

银杏叶为银杏科植物银杏的干燥叶。秋季叶尚绿时采收，及时干燥。本品多皱褶或破碎，完整者呈扇形，长 3 ~ 12cm，宽 5 ~ 15cm，体轻，气微，味微苦，以色黄绿，完整者佳。银杏为中生代孑遗的稀有树种，最早出现于 3.45 亿年前的石炭纪，由于第四纪冰川的原因，地球变冷，许多与银杏同时代的植物都绝种了，银杏这一物种在很多地方也都灭绝了。只有在中国的部分地区，由于独特的自然条件，银杏才得以保存，成为我们今天所称的"活化石""植物界的大熊猫"。

北京潭柘寺有一株辽代银杏，传说每逢新皇登基，必生新枝，乾隆称之为"帝王之树"。银杏树从栽种到结果需要 20 余年，40 年后才大量结果，能生存 1000 余年，是树中的老寿星。

往往是爷爷栽树，孙儿采果，所以又叫"公孙树"，可见其生命力极强。

【性味归经】甘、苦、涩，平，有小毒。归心、肺经。

【功　　效】活血化瘀，通络止痛，敛肺平喘，化浊降脂。

【主治病症】瘀血阻络，胸痹心痛，中风偏瘫，肺虚咳喘，高脂血症。

【用法用量】水煎服，9～12g。

【注意事项】有实邪者忌用。

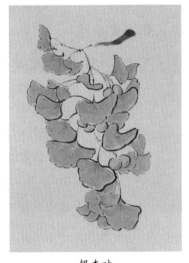

银杏叶

药膳食疗

• **银杏叶饮**

　　做法：银杏叶（不可摘取新鲜树叶）、山楂、绞股蓝各15g。代茶饮。

　　功效：化浊降脂。

- -

• **银杏红枣绿豆汤**

　　做法：银杏叶10g，红枣20g，绿豆60g，白糖适量。将银杏叶洗净切碎后入锅，加水100g，用小火煮沸，20分钟后去渣取汁，再将浸泡片刻的红枣和绿豆一起倒入锅内，加白糖，煮至绿豆软烂为止。

　　功效：消暑解毒，降压降脂。

• 银杏蜜枣汁

做法：五味子 250g，银杏叶 250g，蜂蜜 1000g，红枣
250g，冰糖 50g。将五味子、银杏叶、红枣洗
净，银杏叶切碎，红枣皮肉撕开，加水浸泡 2 小
时。用中火煎沸后改用小火煎约 1 小时，滤出药
汁，加水再煎第 2 次，去渣取汁，合并药液用小
火先煎 30 分钟，使药液变浓，再加入蜂蜜和冰
糖，不加盖熬炼 30 分钟，离火，冷却后装瓶，
备用。

功效：活血化瘀，化浊降脂。

医海拾贝

- 《本草纲目》：银杏，生江南，以宣城者为胜，树高二
三丈，叶薄，纵如俨鸭掌形，有刻缺，面绿背淡，二月
开花成簇，青白色，二更开花，随即卸落，人罕见之。
一枝结子百十，经霜乃熟，烂去肉，取核为果，其核两
头尖……其仁嫩时绿色，久则黄。

- 《中药志》：敛肺气，平喘咳，止带浊。治痰喘咳嗽，
白带白浊。

luó bù má
罗 布 麻

别名：吉吉麻，羊肚拉角，红花草，野麻，
红柳子，泽漆棵，盐柳。

【诗画本草】

《五绝·漠上罗布麻》
作者：荷塘雨声
一簇茎繁盛，流沙悄寂声。
花开灯笼映，照耀塞南城。

物华撷珍

罗布麻为夹竹桃科植物罗布麻的叶。成片地分布于盐碱、沙荒地区，耐寒、耐旱、耐碱又耐风，适于多种气候和土质，即使在夏季干旱、温度50℃以上的吐鲁番盆地也能生长良好。夏、秋季采收，晒干。本品叶多皱缩卷曲，有的破碎，完整叶片展平后，呈椭圆或者卵圆状披针形，

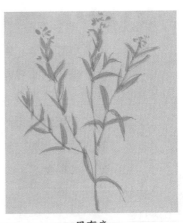

罗布麻

质脆，气微，味淡，以完整、色绿者为佳。

　　相传楼兰国的公主，不顾封建等级世俗，下嫁给在宫廷做长工的丈夫，引起了皇亲国戚的不满。于是在一次战争中，大公主的丈夫被强征入伍服役。公主日夜思念出征的丈夫，每天都独自站盼望丈夫归来，日复一日、年复一年执着地守候，终因思念之苦成疾，早早地离开了人世，死后化身成孔雀河边的罗布麻。每年的 5 月是罗布麻花盛开的时节，也是当年楼兰公主送夫出征的日子。楼兰公主生前企盼夫君安然健康归来，为了把凤愿托付后人，凡是在孔雀河边生长的后人，饮用了罗布麻茶，都会健康长寿。罗布麻就被楼兰国人誉为"仙草"。

【性味归经】甘、微苦，凉。归肝经。

【功　　效】清热平肝，利水消肿。

【主治病症】高血压，眩晕，头痛，心悸，失眠，水肿尿少。

【用法用量】水煎服，5 ~ 10g。或代茶饮。

【注意事项】脾虚慢惊者慎用。

药膳食疗

● **罗布麻蜂枣羹**

　　做法：罗布麻叶 10g，蜂蜜 30g，大枣 15 枚。将罗布麻洗净，切成粗碎片，放入多层纱布袋中，扎紧袋口后，与洗净的大枣同入砂锅，加水浓煎 2 次，每次 20 分钟，除去药袋，将 2 次的煎汁及大枣放入杯中，趁温热调入蜂蜜，拌匀即可。每日 1 剂，分 2 次服食。

　　功效：平肝，降压降脂，润肠。

- **罗布麻钩藤茶**

  做法：罗布麻叶、钩藤各 10g，绿茶 3g。将上述药材放入杯中，用沸水冲泡，加盖焖 10 ~ 15 分钟。代茶饮用，每日 1 剂，分 3 次服用。

  功效：平肝降压。

- **罗布麻五味子茶**

  做法：罗布麻叶 6g，五味子 5g，山楂 15g，冰糖适量。开水冲泡，代茶饮用。

  功效：平肝降压。

- **菊明降压茶**

  做法：白菊花 12g，决明子 15g，罗布麻叶 10g。将上述 3 味放入杯中，沸水冲泡 15 分钟后饮用。每日 1 剂，趁温饮服。

  功效：平肝降压，润肠通便。

医海拾贝

- 《救荒本草》：苗高二三尺，科叉生。茎紫赤色，叶似柳叶，微细短。开黄紫花，状似杏花而瓣颇长。生时摘叶有白汁出……采嫩叶蒸过，晒干，做茶吃亦可。
- 《陕西中草药》：清凉泻火，强心利尿，降血压。治心脏病，高血压，神经衰弱，肾炎浮肿。

bǎi   hé

百 合

别名：重迈，中庭，重箱，摩罗，强瞿，百合蒜，蒜脑薯。

【诗画本草】

《咏百合诗》

南北·萧察

接叶有多种，开花无异色。

含露或低垂，从风时偃仰。

甘菊愧仙方，从兰谢芳馥。

物华撷珍

　　百合为百合科植物百合、卷丹、细叶百合等的鳞叶。每年秋、冬季采挖，洗净，剥取鳞叶，置沸水中略烫，干燥。本品以鳞瓣均匀、肉厚、质硬、筋少、色白、味微苦者为佳。

　　百合始见于《神农本草经》，《神农本草经》将其列为中品，并详细记述它的功能。汉代名医张仲景的《金匮要略》中，记载了百合炮制的方法。百合本属药名，鳞茎由多数单独的鳞片抱合而成，故得名"百合"。《尔雅》说，其果实"小者如蒜，大者如碗，数十片相抱合成，状如白莲花"。它光泽洁白，很少纤维，形如玉片，肉多细腻。南北朝时期梁宣帝萧察的《咏百合诗》是最早赞叹百合花之美的诗。"接叶有多种，开花无异色"是说百合花叶片相互连接，层层叠翠，花色洁白，没有异色。"含露或低垂，从风时偃仰"是描述其花茎上露珠晶莹，

116

略微低垂，亭亭玉立，在微风吹拂下起伏有致，风姿绰约。"甘菊愧仙方，丛兰谢芳馥"是说甘菊能益阴滋肾，平肝疏肺，被古人称之为仙方，然而和百合花相比，甘菊却惭愧不如。兰花花香号称王者香，然而百合花开之时，兰花已经开过，就好像兰花为了衬托百合的花香一样，提前凋谢。这首《咏百合诗》从百合的叶形、花色、花姿、功效和花香惟妙惟肖地刻画出一幅清新

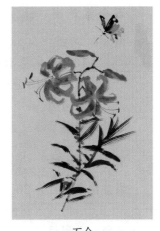

百合

婉丽、生动自然的百合花图。从唐代起，百合逐渐从中药铺走向了餐桌，其中尤以兰州百合味甘美，纤维很少，毫无苦味，是食疗药膳之佳品。

【性味归经】甘，寒。归心、肺经。

【功　　效】养阴润肺，清心安神。

【主治病症】阴虚燥咳，劳嗽咳血，虚烦惊悸，失眠多梦，精神恍惚。

【用法用量】水煎服，6～12g。或入丸、散，或蒸食、煮粥。外用适量，捣敷。

【注意事项】风寒咳嗽及中寒便溏者禁服。

药膳食疗

• **百合薏苡魔芋粥**

做法：取百合干50g，鲜山药50g，薏苡仁50g，魔芋粉30g，枸杞子20g。一同放入锅内加清水适量，煮沸，慢火再煮烂即可食用。

功效：清热利湿，健脾止泻。

• 百合银花粥

做法：取百合 50g 洗净，金银花 10g 焙干为末，粳米 100g。先将 100g 粳米淘净，煮至粥浓稠时再放百合煮 10 分钟，起锅前放入药末及适量白糖即可食用。

功效：清热解毒，生津止渴。

• 百合莲子粥

做法：取净百合 30g，莲子 10g，粳米 100g，红糖适量。一同放入锅内加清水适量，共煮粥食。

功效：养胃缓痛，补心安神。

医海拾贝

- 《神农本草经》：百合，味甘，平。主邪气腹胀心痛，利大小便，补中益气。生川谷。

- 《本草纲目》：叶短而阔，微似竹叶，白花四垂者，百合也。叶长而狭，尖如柳叶，红花，不四垂者，山丹也。茎叶似山丹而高，红花带黄而四垂，上有黑斑点，其子先结在枝叶间者，卷丹也。

- 《本草图经》：百合，生荆州川谷，今近道处处有之。春生苗，高数尺，干粗如箭，四面有叶如鸡距，又似柳叶，青色，叶近茎微紫，茎端碧白，四五月开红白花，如石榴嘴而大，根如胡蒜重叠，生二三十瓣。二月、八月采根，暴干。人亦蒸食之，甚益气。

- 《药性论》：主百邪鬼魅，涕泣不止，除心下急满痛，治脚气，热咳逆。

- 《日华子本草》：安心，定胆，益志，养五脏。治癫邪啼泣、狂叫、惊悸，杀蛊毒气，燎乳痈、发背及诸疮肿，并治产后血狂运。

第四章

花类药

　　花类药是以植物的花朵、花蕾、花粉等部位入药的一类中药材。花如盛世绽放，凝聚本草之菁华，大多质地轻柔，清灵浮散，且其多具有芬芳之气，有辟秽、解郁等功用；花类药以辛味为著，寒凉居多，常略有苦味，味甘者少，所以虽有理气化浊、清凉泄热之功，但无峻猛伤正之嫌，也无峻补益精之功。药食同源的花类药不仅可以用来代茶饮，制成糕点，而且还可以作为调料增加菜肴的风味或制成保健饮料，是人们生活饮食的常用之品。本章筛选了菊花、野菊花、金银花、白扁豆花、丁香、代代花、玫瑰花、槐花、红花、桂花这10种药食同源的花类药进行解析，方便更深入认识这些花类药的特征与功效，为将这些花类药更好融入我们的起居饮食提供参考。

jú huā
菊花

别名：甘菊，真菊，金蕊，药菊。

【诗画本草】

《五月园夫献红菊二绝句》

宋·苏辙

南阳白菊有奇功，潭上居人多老翁。

叶似蟠蒿茎似棘，未宜放入酒杯中。

物华撷珍

菊花为菊科植物菊的干燥头状花序。每年 9～11 月菊花盛开时分批采收，阴干或焙干，或熏、蒸后晒干。药材按产地和加工方法的不同，分为"亳菊""滁菊""贡菊""杭菊"。由于花的颜色不同，又有黄菊花和白菊花之分。本品气清香，味甘、微苦。以花朵完整、色鲜艳、香气浓郁者为佳。

三国时代，魏文帝曹丕看到在秋天万木凋谢的时节，只有清高纯洁的菊花纷然独荣，特将一束菊花赠给好朋友钟繇。晋代诗人陶渊明更是对菊花情有独钟，他的诗中提到吃菊花可以长寿，如"酒能祛百虑，菊解制颓龄"。可见菊花蕴含天地的真气，是可以延年益寿之佳品。

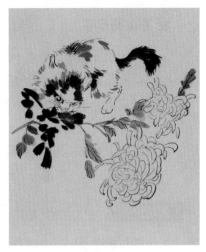

秋菊

【性味归经】甘、苦，微寒。归肺、肝经。

【功　　效】疏散风热，平抑肝阳，清肝明目，清热解毒。

【主治病症】风热感冒，头痛眩晕，目赤肿痛，眼目昏花，疮痈肿毒。

【用法用量】水煎服，5～10g。黄菊花偏于疏散风热，白菊花偏于平肝、清肝明目。

【注意事项】气虚胃寒，食少泄泻者慎用。

药膳食疗

• **红枣菊花粥**

做法：红枣50g，粳米100g，菊花15g。一同放入锅内加清水适量，煮粥，待粥煮至浓稠时，放入适量红糖调味食服。

功效：健脾补血，清肝明目。

• 杞菊决明子茶

做法：枸杞子 10g，菊花 6g，决明子 20g。将枸杞子、菊花同时放入较大有盖的杯子中，用开水冲泡，加盖，焖 15 分钟后便可饮用。当茶频饮，一般可冲 3 ～ 5 次。

功效：清肝泻火，养阴明目，降压降脂。

医海拾贝

- 《九日与钟繇书》：是月律中无射，言群木庶草，无有射地而生。至于芳菊，纷然独荣。非夫含乾坤之纯和，体芬芳之淑气孰能如此？故屈平悲冉冉之将老，思飨秋菊之落英，辅体延年，莫斯之贵。
- 《本草备要》：性秉平和……能益金（肺）水（肾）二脏……能养目血、去翳膜，治头目眩晕，散湿痹游风……可药可饵，可酿可枕。

野 菊 花

yě jú huā

别名：山菊花，千层菊，黄菊花。

【诗画本草】

《菊花图》

明·唐寅

野菊日烂漫，秋风随分开。

寒香与晚色，消受掌中杯。

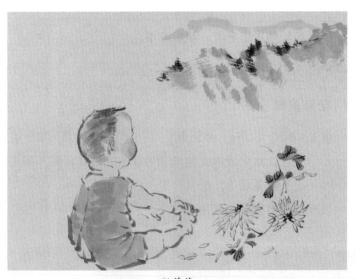

野菊花

　　野菊花为菊科多年生草本植物,其头状花序的外形与菊花相似,生于山坡草地、田边、路旁等野生地带。以色黄无梗、完整、花未全开者为佳。中国是世界野菊的起源中心,分布有较多的野生菊花。

　　传说两千多年前,河南南阳郦县甘谷村的山坡上长满了野菊花,野菊花瓣散落山泉水中,村民常年饮用含有野菊花清香的山泉水,皆长命百岁。汉武帝时,皇宫中人每到重阳节都要饮野菊酒,认为野菊酒有延年益寿的作用。

【性味归经】苦、辛,微寒。归肝、心经。

【功　　效】清热解毒,泻火平肝。

【主治病症】疔疮痈肿,目赤肿痛,头痛眩晕。

【用法用量】水煎服,9～15g。外用适量,煎汤外洗或制膏外涂。

【注意事项】脾胃虚寒者,孕妇慎用。

药食同源 手绘本草

药膳食疗

• 野菊花绿豆粥

做法:野菊花15g,绿豆50g。先将野菊花水煎,取汁去渣,然后放入浸泡洗净的绿豆,熬成稀粥。每日早晚餐服用。服用时可加白糖适量。

功效:解热毒,消烦渴。

- **豆腐菊花羹**

  做法：野菊花 9g，蒲公英 15g，水煎，过滤留汁，加入
  豆腐及调味品，煮沸，用适量淀粉勾芡。

  功效：疏散风热，清热解毒。

- **白蛇草野菊花茶**

  做法：野菊花 15g，白花蛇舌草 15g，生甘草 9g。水煎
  或沸水冲泡，代茶饮。

  功效：解热毒，祛痰浊。

医海拾贝

- 《牧竖闲谈》：蜀人多种菊，以苗可入菜，花可入药，
  园圃悉植之，郊野火采野菊供药肆。
- 《本草汇言》：破血疏肝，解疔散毒。主妇人腹内宿血，
  解天行火毒丹疔。洗疮疥，又能去风杀虫。
- 《孙氏集效方》：（痈疽疔毒）野菊花连茎捣烂，酒煎
  热服取汗，以渣傅之即愈。
- 《本草纲目》：苦薏生泽畔，茎如马兰，花如菊。菊甘
  而薏苦，语曰苦如薏是也。苦薏处处原野极多，与菊无
  异，但叶薄小而多尖，花小而蕊多，如蜂窠状，气味苦
  辛惨烈。

jīn yín huā
金 银 花

别名：忍冬花，银花，双花，二宝花。

【诗画本草】

《馀杭》

宋·范成大

春晚山花各静芳，从教红紫送韶光。

忍冬清馥蔷薇釅，薰满千村万落香。

物华撷珍

金银花为忍冬科植物忍冬的干燥花蕾或带初开的花。夏初花开放前采收，干燥。本品呈棒状，上粗下细，略弯曲，长 2～3cm。开放者花冠呈筒状，先端二唇形。气清香，味淡、微苦。

宋代张邦基的《墨庄漫录》中记载了金银花解毒的故事：天平山白云寺的几位僧人，从山上采回一篮野蘑菇煮食。不料野蘑菇有毒，僧人们吃了以后便开始上吐下泻，两位僧人还吐泻至死，但有三位生嚼了金银花的僧人却安然无恙。可见，金银花的解毒功效非同一般，其治疗各种痈疽肿毒更是擅长，使用时内服或外敷皆可。

药食同源 手绘本草

126

【性味归经】甘，寒。归肺、心、胃经。

【功　　效】清热解毒，疏散风热。

【主治病症】痈肿疔疮，喉痹，丹毒，热毒血痢，风热感冒，温病发热。

【用法用量】水煎服，10 ～ 30g。

【注意事项】脾胃虚寒及疮疡属阴者慎服。

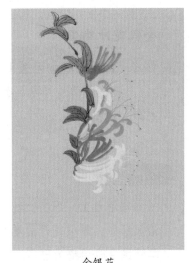

金银花

药膳食疗

- **银花莲子汤**

　　做法：金银花 30g，莲子 50g，将金银花煮水，去渣后煮莲子。食用时可以加些冰糖。

　　功效：清热解毒，健脾止泻。

- **金银花粥**

　　做法：金银花 25g，粳米 100g，将金银花加水煮汁去渣，粳米加水煮至半熟时，兑入金银花汁，继续煮烂成粥。

　　功效：清热解毒。

- **金银花冲鸡蛋**

    做法：金银花15g，鸡蛋1个。鸡蛋打入碗内，金银花加水，煮沸后再煮5分钟，去渣取汁，冲蛋，趁热服。

    功效：清热解毒。

医海拾贝

- 《本草纲目》：忍冬，茎叶及花，功用皆同。昔人称其治风除胀，解痢逐尸的要药，而后世不复知用。后世称其消肿散毒治疮为要药。而昔人并未言及。
- 《本草蒙筌》：味甘，气温。无毒……凌冬不凋，名由此得。蔓延树上，藤多左缠。故又名左缠藤……专治痈疽，诚为要药。
- 《本草正》：善于化毒，故治痈疽肿毒疮癣，杨梅风湿诸毒，诚为要药。

bái biǎn dòu huā

白 扁 豆 花

别名：南豆花。

【诗画本草】

《扁豆花》

清·查学礼

碧水迢迢漾浅沙，几丛修竹野人家。

最怜秋满疏篱外，带雨斜开扁豆花。

物华撷珍

　　白扁豆花为豆科植物扁豆的花，呈扁平不规则三角形。7～8月采收未完全开放的花，晒干或阴干。本品质软，体轻。气微香，味淡。以朵大、色黄白、气香者为佳。

　　话说在清代某年的夏天，正是江南的梅雨季节，暴雨倾盆，山洪肆虐。张氏乡绅带上家眷连夜投奔到安庆府

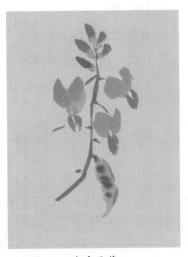

白扁豆花

的堂哥那里。乡绅的女儿张小姐因劳累病倒了，面目肿胀，腹泻不止。然而安庆府交通闭塞，缺医少药。手足无措之际，府上的小厮献上一方。三剂药下肚，腹泻即愈。然而小姐的双眼依然肿胀如故，便再请小厮问话。小厮又献一方，干扁豆花三两研末备用，粳米半升熬粥。待粥八分熟时，入扁豆花粉再煮片刻，温服，早晚各食一盏。小姐服用十余日，眼睑水肿渐消。再服半月，小姐恢复了先前的花容月貌。

【性味归经】甘、淡，平。归脾、胃经。

【功　　效】消暑化湿。

【主治病症】暑湿泄泻，湿热带下。

【用法用量】水煎服，5～10g。或研末；或捣汁。外用适量，捣敷。

【注意事项】手脚冰凉者不宜食用。

药膳食疗

- **仙人饮**

  做法：青皮 9g，陈皮 9g，白扁豆花 15g，乌梅肉 2 个，砂仁 7 粒，葱白 5 根。取砂锅加入上述药物，加水 300mL，大火煮沸后，转小火煮取 200mL 药液，去滓。

  功效：利湿化浊止泻。

- **四花茶**

　　做法：厚朴花、佛手花、白扁豆花、代代花各 10g，代
　　　　茶饮。

　　功效：疏肝健胃，理气化滞。

- 《本草便读》：扁豆花赤者入血分而宣瘀，白者入气
  分而行气，凡花皆散，故可清暑散邪，以治夏月泄痢等
  证也。
- 《本草纲目》：扁豆花主治女子赤白带下，干末，米饮
  服之苏颂。焙研服，治崩带。作馄饨食，治泄痢。擂水饮，
  解中一切药毒垂死。
- 《得配本草》：花米饮调末，治赤白带下。入盐少许，
  疗血崩不止。

dīng xiāng
丁香

别名：公丁香，百结，丁子香，鸡舌香。

药食同源 手绘本草

物华撷珍

丁香为桃金娘科植物丁香的干燥花蕾，当花蕾由绿色转红时采摘，晒干，制成公丁香。若丁香花开、受粉、结出紫红色果实，炮制后即是母丁香。一般取公丁香入药，因为母丁香的药效较弱。丁香原产于印度尼西亚，气味芳香浓烈，味辛辣，有麻舌感，颜色深褐，样子像鸡舌，尖细，也叫作鸡舌香。

东汉时期，一位叫迺存的老臣有严重的口臭，于是桓帝送给他几根鸡舌香，迺存品尝时觉得味道辛辣苦涩，以为是赐的毒药，悲不自胜。幸而有人告诉他这是一种香料，他这才明白原来皇帝是让自己保持口气清新。丁香作为香料很早就广泛应用，如北魏时期的《齐民要术》言："作香粉法：唯多著丁香于粉合中，自然芬馥。"至唐代丁香的药用价值被发现，《备急千金要方》中大部分的香药方均含有丁香，如治疗口臭的五香丸和含香丸，治齿痛的含漱汤。据说丁香还能解酒。《酒中玄》中说："饮酒者，嚼鸡舌香则量广。浸半天，回则不醉。"

【性味归经】辛，温。归脾、胃、肾经。

【功　　效】温中降逆，散寒止痛，温肾助阳。

【主治病症】脾胃虚寒，呃逆呕吐，食少吐泻，心腹冷痛，肾虚阳痿，宫冷。

【用法用量】水煎服，1 ~ 3g，或研末外敷。

【注意事项】本品辛温香燥，易伤阴助火，所以热证及阴虚火旺者慎服。不宜与郁金同用。

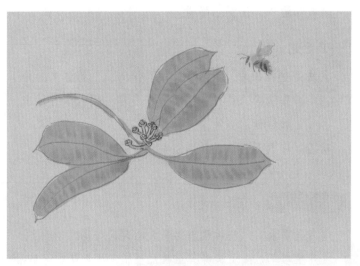

丁香

- **丁香姜糖**

  做法：取冰糖（或白砂糖）50g，生姜末30g，丁香粉5g，小磨麻油适量。将冰糖（或白砂糖）加水少许放入砂锅，文火熬化，加生姜末、丁香粉调匀，继续熬至挑起不粘手为好。另备一大搪瓷盆，涂以小磨麻油，将糖倒入摊平。稍冷后趁软切作50块。

  功效：降逆止呕。

- **丁香茶**

  做法：丁香2g，花茶3g。用150mL开水泡茶饮用，冲饮至味淡。

  功效：温中，暖肾，降逆。

- **丁香粥**

  做法：生姜3片，大米80g，丁香5g，红糖适量。将丁香洗净，煎汁去渣，大米洗净，倒入丁香汁中，加红糖、姜片，煮熟煮稠即可。

  功效：理气开窍，温肾助阳，温中降逆。

医海拾贝

- 《名医别录》：鸡舌藿香治霍乱心痛。
- 《开宝本草》：温脾胃，止霍乱壅胀，风毒诸肿，齿疳。能发诸香。
- 《本草纲目》：治虚哕，小儿吐泻，痘疮胃虚灰白不发。

dài dài huā
代代花

别名：酸橙花，回青橙花，玳玳花，枳壳花。

【诗画本草】

《城西访友人别墅》

唐·雍陶

澧水桥西小路斜，日高犹未到君家。
村园门巷多相似，处处春风枳壳花。

物华撷珍

代代花为芸香科植物酸橙的干燥花蕾。每年 5 ~ 6 月开花，花色洁白，气味芳香，它的果实开始呈深绿色，成熟后变成橙黄色，不脱落至翌年春夏又变成青绿色，故有"回青橙"之称。代代花的果实通常在植株上长 2 ~ 3 年不落，隔年花果同存，犹如"三世同堂"因而得名代代，中药枳实及枳壳就是用代代果制成的。

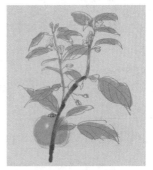

代代花

【性味归经】甘、微苦，平，归肝、胃经。

【功　　效】理气宽中，消食开胃，化痰止呕。

【主治病症】胸腹满闷胀痛，恶心呕吐，食积不化，痰饮，脱肛等。

【用法用量】水煎服，1.5 ～ 2.5g；或泡茶。

【注意事项】孕妇禁用。

 药膳食疗

- **三花饮**

    做法：取代代花、合欢花、玫瑰花各 10g，水煎后即可饮用。每日 1 剂代茶饮。

    功效：理气安神。

- **代代花萝卜汤**

    做法：鲜代代花瓣 15g，白萝卜 150g，胡萝卜 250g，香菜 15g，水 500mL，煎煮。

    功效：消食导滞，疏肝和胃。

- **瘦身茶**

    做法：代代花、桃花、柠檬、荷叶、洛神花、决明子、山楂、冬瓜皮各 10g，水煎或者用开水冲泡，当茶频饮。

    功效：理气消食，瘦身降脂。

 医海拾贝

- 《草花谱》：枳壳花，花细而香，闻之破郁结，篱傍种之，实可入药。
- 《饮片新参》：代代花，理气宽胸，开胃止呕。
- 《中药大辞典》：疏肝，和胃，理气。治胸中痞闷，脘腹胀痛，呕吐，少食。

méi   guì   huā
玫 瑰 花

别名：徘徊花，笔头花，刺玫菊，湖花，刺玫花。

【诗画本草】

《北园初夏》

北宋·贺铸

天气清和树荫浓，冥蒙薄雨湿帘栊。

焉红半落生香在，向晚玫瑰架上风。

物华撷珍

玫瑰花为蔷薇科植物玫瑰的干燥花蕾。每年的 4～6 月，当花蕾将开放时分批采摘，用文火迅速烘干，以朵大、瓣厚、色紫、鲜艳、香气浓者为佳。玫瑰浓香丽色，常常使观赏者爱而难舍，留连徘徊，所以其有"徘徊花"之别称。玫瑰集食用、药用、观赏于一身，历史悠久，深受大家喜爱。

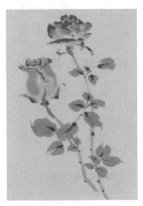

玫瑰花

西晋葛洪的《西京杂记》里就记录了汉代的皇家园林中种植了玫瑰树。传说杨贵妃在华清池沐浴时，喜欢用玫瑰花铺池，久而久之洗出了凝脂般的肌肤。宋代有糖腌渍玫瑰花瓣制成"玫瑰花酱"的记载。清代慈禧太后也曾用玫瑰花制作的胭脂、玫瑰香皂。所以玫瑰不仅可用来点缀园林，美化庭院与居住环境，也可用于泡露、熏茶、入药、酿酒、腌酱及做糕点馅料等。

【性味归经】甘、微苦，温。归肝、脾经。

【功　　效】行气解郁，和血，止痛。

【主治病症】肝胃气痛，食少呕恶；月经不调，经前乳房胀痛；跌仆伤痛。

【用法用量】水煎服，3 ~ 6g。

【注意事项】阴虚火旺慎用。

药膳食疗

• 玫瑰花粥

做法：玫瑰花 4g，金银花 10g，红茶、甘草各 6g，粳米 100g，冰糖适量。先将上药煎汁去渣，加入洗净的粳米，同煮成稀粥。

功效：清热解毒，行气止痛，固肠止泻。

• 玫瑰茉莉花茶

做法：玫瑰花 3g，茉莉花 3g。水煎或开水冲泡 10 分钟后即可饮用。每日 1 剂代茶饮。

功效：健脾理中，生津止渴。

医海拾贝

- 《本草纲目拾遗》：和血，行血，理气。治风痹。
- 《本草再新》：舒肝胆之郁气，健脾降火。治腹中冷痛，胃脘积寒，兼能破血。

huái huā
槐 花

别名：洋槐花，槐蕊，槐米。

【诗画本草】

《槐花》

北宋·苏轼

槐林五月漾琼花，郁郁芬芳醉万家。
春水碧波飘落处，浮香一路到天涯。

物华撷珍

槐花为豆科植物槐的干燥花及花蕾。花初开放时采收花朵，习称"槐花"，花未开时采收花蕾，习称"槐米"。以花蕾足壮、花萼色绿而厚、无枝梗者为佳。每年4～5月花期来临时，一串串洁白的槐花缀满树枝，空气中弥漫着淡淡的素雅的清香，沁人心脾。

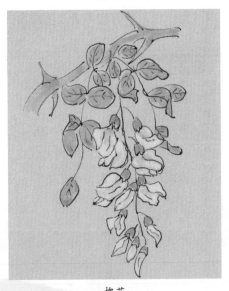

槐花

古人视槐为科举及第的吉兆象征，《全唐诗话》记载："槐花黄，举子忙。"说的便是槐花盛开时士子忙于准备科举考试的场面，因此后世也称参加科举考试为"踏槐花"。在传统文化中，槐花代表着顽强拼搏、勤劳朴实的精神。除了浓厚的人文象征外，槐花还有重要的药用价值。《神农本草经》将槐花列为补益之上品，认为槐花具有"补绝伤"的作用。南北朝时的名医陶弘景也十分推崇槐花，认为其"久服明目益气，头不白，延年"。《本草纲目》中也有记载名医扁鹊服用槐花明目护发的方法，并认为其可"去百病，长生通神"。

【性味归经】苦，微寒，归肝、大肠经。

【功　　效】凉血止血，清肝泻火。

【主治病症】便血，痔血，血痢，崩漏，吐血，衄血，肝热目赤，头痛眩晕。

【用法用量】水煎服，10 ～ 15g；外用适量。

【注意事项】脾胃虚寒者及阴虚发热而无实火者慎用。

药膳食疗

• **槐茅饮**

做法：槐花、白茅根各 10 ～ 15g，加水煮 30 分钟，代茶饮。

功效：清热凉血止血。

- **槐花清蒸鱼**

  做法：槐花 15g，鲫鱼或鲤鱼 500g，姜、葱、盐适量。
  　　　将鱼洗净，放上调料共蒸，将熟时放入洗净的槐
  　　　花，熟透后即可食用。

  功效：清热利湿降压。

医海拾贝

- 《日华子本草》：味苦，平，无毒。治五痔，心痛，眼赤，
  杀腹藏虫及热，治皮肤风，并肠风泻血，赤白痢。
- 《本草正》：凉大肠，杀疳虫。治痈疽疮毒，阴疮湿痒，
  痔漏，解杨梅恶疮，下疳伏毒。
- 《本草求原》：为凉血要药。治……胃脘卒痛，杀蛔虫。

hóng　huā

红 花

别名：红蓝花，刺红花。

【诗画本草】

《红花》
唐·李中
红花颜色掩千花，任是猩猩血未加。
染出轻罗莫相贵，古人崇俭诚奢华。

药食同源 手绘本草

142

物华撷珍

　　红花为菊科植物红花的干燥花。主产于河南、新疆、四川。夏季花由黄变红时采摘，阴干或晒干。本品气微香，味微苦。以色红黄、鲜艳、质柔软者为佳。生用。

　　西晋《博物志》记载，红花由张骞得种子于西域，今魏地亦种之。《本草纲目》描述红花的形态为叶颇似兰，故有兰名，红蓝花即红花也，生梁汉及西域。河南汲县有着悠久的红花栽种历史，到了明代汲县改名为卫辉府，产出的红花便称为卫红花。当时的卫红花与彰德府的棉花、怀庆府的菊花齐名，被誉为"豫北三花"。《汲县志》记载：咸、同年间，红花种者甚多，沿至 1922 年，每斤有售洋一元者，然价不常齐。清朝至民国时期，卫红花就已经远销东南亚及西欧各国。民国时产自卫辉市的卫红花以其"蕊长色红、油润不折、药香扑鼻、质佳量大"的特点而被作为道地药材。

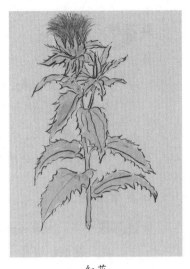

红花

【性味归经】辛，温。归心、肝经。

【功　　效】活血通经，散瘀止痛。

【主治病症】瘀血阻滞之经闭，痛经，恶露不行；瘀滞腹痛，胸痹心痛，胸胁刺痛，癥瘕痞块；跌仆损伤，疮疡肿痛；热郁血瘀，斑疹色暗。

【用法用量】水煎服，3 ~ 10g。

【注意事项】孕妇慎用；有出血倾向者不宜多用。

药膳食疗

• **红花归参粥**

　　做法：将红花、当归各 10g，丹参 15g 洗净，放入锅中，加水煎服，去渣取汁，汤汁与淘洗干净的糯米 100g 同入锅，加水适量，用大火烧沸后改用小火煮成粥。

　　功效：养血，活血，调经。

- **红花拌三丝**

  做法：红花 6g 洗净，加少许水蒸 10 分钟待用；黄瓜
  　　　250g，芦笋 100g，莴苣 100g，姜 10g，葱 15g，
  　　　洗净，切丝，与红花一起放入盆内，加入姜、葱、
  　　　酱油、醋、盐、白糖拌匀，加入芝麻油即成。

  功效：活血凉血，祛瘀通经。

- **红花紫菜汤**

  做法：将红花、桃仁 6g 洗净；紫菜 30g，洗净撕成小
  　　　块；姜 10g 切片，葱 15g 切段；鸡蛋 2 个打入碗
  　　　内，调匀。炒锅放在武火上烧热，加入素油适量，
  　　　油至六成热时加入葱、姜爆香，注入清水 500mL
  　　　烧沸，下入桃仁、红花、紫菜，加盐 4g，再把
  　　　鸡蛋徐徐放入汤内，边倒边搅拌，烧沸即成。

  功效：活血通经，清热解毒。

医海拾贝

- 《本草备要》：红花（古名红兰花）通、行血，润燥，
  辛苦甘温。入肝经而破瘀血、活血，润燥，消肿止痛。
- 《开宝本草》：产后血晕口噤，腹内恶血不尽绞痛，胎
  死腹中，并酒煮服。亦主蛊毒。
- 《本经逢原》：血生于心包，藏于肝，属于冲任，红花
  汁与之同类。故能行男子血脉，通妇人经水，活血，解
  痘毒，散赤肿。

桂 花
guì huā

别名：木樨，木犀花，岩桂，九里香。

【诗画本草】

《咏桂》

宋·杨万里

不是人间种，移从月中来。

广寒香一点，吹得满山开。

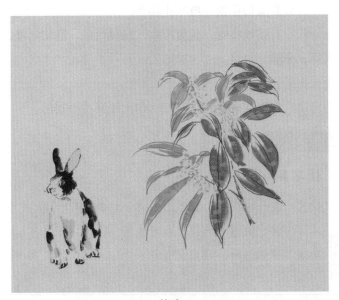

桂花

—第四章—花类药

145

　　桂花为木犀科植物木犀的花。花生于叶腋间，花冠合瓣四裂，形小，其园艺品种繁多，具有代表性的有金桂、丹桂、月桂等。

　　桂花是中国传统十大名花之一，其香清可绝尘，浓能远溢，堪称一绝，自古就深受中国人民的喜爱。晋武帝泰始年间，郤诜在"策对"考试中名列第一，之后官至雍州刺史，政绩卓著，当晋武帝问他的自我评价时，郤诜自称是"月桂林中一枝、昆山玉中的一片"，后人便用"广寒宫中一枝桂、昆仑山上一片玉"来形容特别出众的人才。唐代以后，人们便以"蟾宫折桂"来比喻科考高中，直至今日，这仍是人们对考生获得佳绩的美好祝愿。

【性味归经】辛，温；归肺、脾、肾经。

【功　　效】温肺化饮，散寒止痛。

【主治病症】痰饮咳喘，脘腹冷痛，肠风血痢，经闭痛经，寒疝腹痛，牙痛，口臭。

【用法用量】3 ~ 9g。

【注意事项】糖尿病患者、孕妇、内火旺盛者不宜用。

药膳食疗

• 桂花茶

做法：取干桂花 1g，茶叶 2g。将干桂花、茶叶，入杯中，沸水冲泡 6 分钟，即可饮用。

功效：强肌滋肤，活血润喉。

- ## 桂花蜜汁藕片

  做法：取老藕 1 节，糯米 200g，白糖 100g，精制植物油 25g，面粉、蜂蜜、桂花各适量。老藕去皮后洗净，一端切去蒂头，再将糯米淘洗净，用水浸泡，加入白糖拌匀，灌入藕孔内。灌满后用旺火蒸 1 小时，取出晾凉后切成 1cm 厚的圆片。炒锅内加入清水、白糖、蜂蜜、糖、桂花，烧沸后放入藕片，用中火收至糖汁紧裹藕片即可。

  功效：补中益气，散瘀止血。

- ## 桂花糖炖雪梨杏脯

  做法：取雪梨 200g，杏脯 10g，桂花糖 20g。雪梨去核切块，杏脯切条，将杏脯放在雪梨上，注入适量清水，用保鲜膜将碗口封住，电蒸锅注水烧开，放入食材，盖上锅盖，蒸 20 分钟，待时间到取出，去除保鲜膜，加入桂花糖即可。

  功效：散寒润肺，化痰止咳。

医海拾贝

- 《本草汇言》：散冷气，消瘀血，止肠风血痢。凡患阴寒冷气，瘕疝奔豚，腹内一切冷病，蒸热布裹熨之。
- 《本草纲目》：治百病，养精神，和颜色，为诸药先聘通使，久服轻身不老，面生光华，媚好常如童子。
- 《九歌·东君》：青云衣兮白霓裳，举长矢兮射天狼；操余弧兮反沦降，援北斗兮酌桂浆；撰余辔兮高驰翔，杳冥冥兮以东行。

第五章

果实类药

　　果实类药通常是以完全成熟或将近成熟的果实，或果实的一部分及其加工品入药的一类中药材。果实类药多于秋季丰收，往往富含水分，大多具有温补和胃之功用。果实类药以味辛为著，温性居多，常略有酸味，所以虽有化湿、开胃、温脾之功，但无峻猛伤正之嫌。药食同源的果实类药不仅可以用来代茶饮，制成糕点，而且作为调料增加菜肴的风味或制成保健饮料，是人们生活饮食的常用之品。本章筛选了栀子、青果、木瓜、砂仁、小茴香、八角茴香、黑胡椒、花椒、佛手、香橼、山楂、麦芽、余甘子、罗汉果、枣、沙棘、枸杞子、桑葚、乌梅这19种药食同源的果实类药进行解析，方便更深入认识这些果实类药的特征与功效，为将这些果实类药更好融入我们的起居饮食提供参考。

栀子

zhī zi

别名：木丹，鲜支，卮子，支子，枝子。

【诗画本草】

《江头四咏·栀子》

唐·杜甫

栀子比众木，人间诚未多。

于身色有用，与道气伤和。

红取风霜实，青看雨露柯。

无情移得汝，贵在映江波。

物华撷珍

栀子为茜草科植物栀子的干燥成熟果实。9～11月果实成熟呈红黄色时采收，除去果梗和杂质，蒸至上气或置沸水中略烫，取出，干燥。气微，味淡微酸。以个小、完整、仁饱满、内外色红者为佳。

《史记·货殖传》记载："若千亩栀茜，千亩姜韭，此其人皆与千户侯。"意思是，如果种植千亩栀子、茜草，外带一千亩生姜、韭菜，那么这些人的收入会和一位千户侯的收入相等。晋代《晋令》记载："诸官有序，栀子守护者置令一人。"

说明其身价高贵。在唐代，栀子花已是和平友好的象征，被作为礼品赠送给日本。7世纪初，栀子花又作为友好花卉传至欧洲。古代民间有"吊筋药"，用生栀子研末，与面粉、白酒和匀调敷，治跌打损伤，功在活络舒筋。

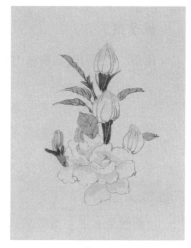

栀子

【性味归经】苦，寒。归心、肺、三焦经。

【功　　效】泻火除烦，清热利湿，凉血解毒，外用消肿止痛。

【主治病症】热病虚烦不眠，黄疸，淋证，消渴，目赤，咽痛，吐血，衄血，尿血，热毒疮疡，扭伤肿痛。

【用法用量】水煎服，6～12g；或入丸、散。外用适量，研末调敷。

【注意事项】脾虚便溏者不宜。

药膳食疗

• **栀子茶**

做法：栀子15g，芽茶（以纤嫩新芽制成的茶叶，即最嫩的茶叶）5g。将芽茶和栀子放入锅中，加800mL水，煎煮至剩下400mL，去渣取汁饮用。

功效：泻火清肝，凉血降压。

栀子粥

做法：栀子 10g，粳米 100g。将栀子碾成细末。粳米加水熬煮成稀粥，待粥将成时，加入栀子粉末，再稍煮即可。每日早、晚分 2 次温热食用。

功效：清热泻火，利湿退黄。

医海拾贝

- 《药性论》：去热毒风，利五淋，主中恶，通小便，解五种黄病，明目，治时疾，除热及消渴口干，目赤肿病。
- 《本草正》：若用佐使，治有不同：加茵陈除湿热黄疸，加豆豉除心火烦躁，加厚朴、枳实可除烦满，加生姜、陈皮可除呕哕，同元胡破热滞瘀血腹痛。

qīng guǒ
青果

别名：橄榄，山榄，青子，谏果。

【诗画本草】

《橄榄》

宋·苏轼

纷纷青子落红盐，正味森森苦且严。

待得微甘回齿颊，已输崖蜜十分甜。

> 物华撷珍

青果为橄榄科植物橄榄的干燥成熟果实。秋季果实成熟时采收，干燥。中国是青果的故乡，其产量居世界之首。主产于福建、四川、广东等地。北方称"青果"，南方名"橄榄"。青果被海外华侨称为"福果"，既说明福州历史上青果产量多，也表达了侨胞对福州的眷恋之情。

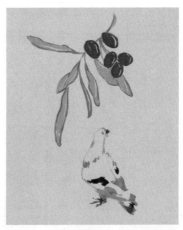

青果

宋朝诗人王禹偁作橄榄诗："江东多果实，橄榄称珍奇。北人将就酒，食之先颦眉。皮核苦且涩，历口复弃遗。良久有回味，始觉甘如饴。我今何所喻，喻彼忠臣词。直道逆君耳，斥逐投天涯。世乱思其言，噬脐焉能追。寄语采诗者，无轻橄榄诗。"王禹偁将先苦后甜的橄榄比作忠臣之言。

【性味归经】甘、酸，平。归肺、胃经。

【功　　效】清热解毒，利咽，生津。

【主治病症】咽喉肿痛，咳嗽痰黏，烦热口渴，鱼蟹中毒。

【用法用量】水煎服，5～10g。

【注意事项】表证初起者慎用。

药膳食疗

● **青果饮料**

做法：青果 300g，柠檬汁、白糖各适量。青果洗净，切成薄片；净锅内放清水、白糖、柠檬汁、青果片，烧沸，起锅即成。

功效：生津止渴，清热解毒，清凉除烦。

● **青果梨羹**

做法：青果 250g，梨块 300g，白糖、水豆粉各适量。梨块切成薄片；青果洗净，削去皮，切成薄片；净锅内放清水、白糖烧沸，放梨片、青果片、水豆粉，收汁成羹汤浓度，起锅即成。

功效：生津止渴，润燥化痰，清热解毒。

- **青果玉竹百合汤**

  做法：青果 230g，干百合 15g，玉竹 9g，白糖适量。青果洗净，削去皮，切成薄片；净锅内放清水、干百合、玉竹，炖至熟烂，挑去玉竹，加入白糖、青果片，烧沸，起锅即成。

  功效：清热解毒，生津止渴，滋阴润肺，利咽止咳。

医海拾贝

- 《开宝本草》："青果，其树似木梭子树而高，端直，其形似生诃子无棱瓣。生岭南，八月、九月采。又有一种名波斯青果，色类亦相似，其形核作二瓣，可以蜜渍食之，生邑州。"
- 《日华子本草》："开胃、下气、止泻。"
- 《本草纲目》："生津液、止烦渴，治咽喉疼，咀嚼咽汁，能解一切鱼鳖毒。"

木瓜

mù guā

别名：楙，木瓜实，铁脚梨，秋木瓜，酸木瓜。

【诗画本草】

《木瓜》

先秦·佚名

投我以木瓜，报之以琼琚。

匪报也，永以为好也！

投我以木桃，报之以琼瑶。

匪报也，永以为好也！

投我以木李，报之以琼玖。

匪报也，永以为好也！

物华撷珍

　　木瓜为蔷薇科植物贴梗海棠的干燥近成熟果实。夏、秋二季果实绿黄时采收，置沸水中烫至外皮灰白色，对半纵剖，晒干。历史上有意无意用木瓜养生保健者甚多。

　　宋代医家许叔微在《普济本事方》记载：安徽广德的顾安中患脚气水肿，乘船回家时，无意间将两脚放在盛放东西的袋子上，下船时脚气水肿明显减轻。就问袋子里装的什么东西，得知是木瓜。他回到家就买了木瓜装入袋中治脚，不仅疾病痊愈，而且再也没有复发。

【性味归经】酸，温。归肝、脾经。

【功　　效】舒筋活络，和胃化湿。

【主治病症】湿痹拘挛。腰膝关节酸重疼痛，暑湿吐泻，转筋挛痛，脚气水肿。

【用法用量】水煎服，5 ～ 12g；或入丸、散。外用适量，煎水熏洗。

【注意事项】精血虚、真阴不足者不宜用；伤食脾胃未虚、积滞多者不宜用。

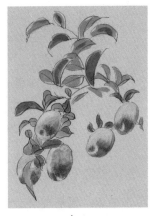

木瓜

药膳食疗

- **木瓜牛奶**

  做法：木瓜半个，蛋黄 1 个，蜂蜜 1 大匙，牛奶 200 mL，柠檬半个。木瓜切成块，连同牛奶、蛋黄一起打成汁，再加入柠檬汁及蜂蜜。

  功效：润肤养颜。

- **木瓜蜂蜜糖水**

  做法：木瓜 1 个，蜂蜜适量，水适量。用水洗净木瓜，刨去木瓜皮，去瓤，切片。将木瓜放入煲中，加适量水。大火煮开后改用中火煲 30 分钟。放入蜂蜜调味。搅匀糖水，即可饮用。

  功效：助消化，健脾胃，润肺止咳，消暑解渴。

• 木瓜炖牛排

做法：木瓜 1 个，牛排 200g，蒜末，辣椒少许，蚝油、高汤、米酒适量。用盐、玉蜀黍粉和鸡蛋，将牛排先腌制 4 小时，再将牛排切成条状。将木瓜切成条状，小火过油。用蒜末、辣椒将油锅爆香后，将牛排下锅，再加入蚝油、高汤和少许米酒。最后，用淀粉勾芡，再加入木瓜拌炒一下即可。

功效：温脾健胃，润燥补虚。

药食同源 手绘本草

158

医海拾贝

- 《本草纲目》：《素问》云：酸走筋，筋病无多食酸。孟诜云：多食木瓜损齿及骨。皆伐肝之明验，而木瓜入手、足太阴，为脾肺药，非肝药，益可征矣。

- 《本草正》：木瓜，用此者用其酸敛，酸能走筋，敛能固脱……得木味之正，故尤专入肝益筋走血。疗腰膝无力，脚气，引经所不可缺，气滞能和，气脱能固。以能平胃，故除呕逆、霍乱转筋，降痰，去湿，行水。以其酸收，故可敛肺禁痢，止烦满，止渴。

- 《本草新编》：木瓜，但可臣、佐、使，而不可以为君，乃入肝益筋之品，养血卫脚之味，最宜与参、术同施，归、熟（地）并用。

shā rén
砂仁

别名：缩沙蜜，缩砂仁，缩砂密。

【诗画本草】

《药名》

明·冯梦龙

农夫日落出耕田，行到溪边无渡船。

且在溪边睡一觉，衰衣箬笠护头边。

第五章 果实类药

159

物华撷珍

砂仁为姜科植物阳春砂、绿壳砂或海南砂的干燥成熟果实。夏、秋二季果实成熟时采收，晒干或低温干燥。

相传广东阳春县曾发生牛瘟，耕牛接连病死，唯有蟠龙金花坑一带的耕牛没有发瘟。当地老农召集牧童查问原因，牧童们说："我们

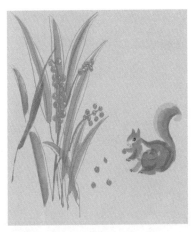

砂仁

平日在金花坑放牧,牛喜欢吃这一带一种叶子散发出浓郁芳香、根部发达结果实的草。"老农们采集了这些草带到村子里,发现对一些风寒引起胃脘胀痛、不思饮食、呃逆的人效果好。后来,村里人将这种草移植到房前屋后栽培,久而久之成为一味常用的中药,命名为"阳春砂仁"。

【性味归经】辛,温。归脾、胃、肾经。

【功　　效】化湿开胃,温脾止泻,理气安胎。

【主治病症】湿浊中阻,脘痞不饥,脾胃虚寒,呕吐泄泻,妊娠恶阻,胎动不安。

【用法用量】水煎服(不宜久煎),3～6g;或入丸、散。

【注意事项】阴虚有热者忌服。

• 油泼砂仁鲫鱼

做法：鲫鱼1条，砂仁10g，姜丝、葱丝、精盐、生粉、酒、香油、花生油各适量。砂仁洗净，捣碎。鲫鱼去鳞及内脏，洗净，抹干，拌匀调味料，涂在鱼身上。将砂仁放入鱼腹及鱼身上，隔水蒸12分钟。锅烧热，下油一汤匙爆香姜丝及葱丝，倒在鱼上，淋入少许香油即可趁热进食。

功效：理气健脾。

• 砂仁萝卜汁

做法：萝卜汁60g，砂仁60g。用生萝卜汁30g，浸泡砂仁一宿，取出晒干再浸，共浸7次，研为末。

功效：和胃行气。

• 砂仁炖牛肉

做法：牛肉1500g，砂仁5g，桂皮10g，陈皮5g，葱、姜、胡椒粉、盐、酱油、醋、香油、卤汁各适量。将陈皮、桂皮洗去浮灰，掰成小块，砂仁打碎，然后一同装入纱布袋内备用。牛肉洗净，切成方块，在开水锅中煮5分钟，焯去血沫，取出后冷水洗净。另起锅，放入牛肉块，加入卤汁，先用武火煮沸，撇去浮沫，加入葱、姜、胡椒粉、盐，投入药袋，改用文火炖牛肉至熟烂，捞出，控干水，晾凉。将熟牛肉块切成3~5mm的薄片，装盘，淋上酱油、醋、香油即可。

功效：温中止痛，补益脾胃。

- 《汤液本草》：缩砂，与白檀、豆蔻为使则入肺，与人参、益智为使则入脾，与黄柏、茯苓为使则入肾，与赤、白石脂为使则入大、小肠。
- 《医通》：醒脾调胃……引诸药归宿丹田。
- 《本草经疏》：辛能散，又能润；温能和畅通达。虚劳冷泻，脾肾不足也，宿食不消，脾胃俱虚也，赤白滞下，胃与大肠因虚而湿热与积滞客之所成也。辛以润肾，故使气下行，兼温则脾胃之气皆和，和则冷泻自止，宿食自消，赤白滞下自愈，气下则气得归元，故腹中虚痛自己也……缩砂蜜，气味辛温而芬芳，香气入脾，辛能润肾，故为开脾胃之要药，和中气之正品，若兼肾虚，气不归元，非此为向导不济……本非肺经药，今亦有用之于咳逆者，通指寒邪郁肺，气不得舒，以致咳逆之证，若咳嗽多缘肺热，此药即不应用矣。

xiǎo huí xiāng
小 茴 香

别名：蘹香，茴香子，土茴香，野茴香。

【诗画本草】

《和柳子玉官舍十首之茴香》
宋·黄庭坚
邻家争插红紫归，诗人独行嗅芳草。
丛边幽蘁更不凡，蝴蝶纷纷逐花老。

物华撷珍

小茴香为伞形科植物茴香的干燥成熟果实。秋季果实初熟时采割植株，晒干，打下果实，除去杂质。本品气芳香，味甘微辛。以颗粒均匀、饱满、色黄绿、香浓味甜者为佳。小茴香具有的特殊香辛气味的成分是茴香油，可以刺激肠胃的神经、血管，具有健胃理气的功效，

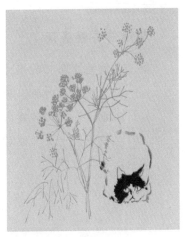

小茴香

所以它是搭配肉食和油脂的绝佳蔬菜。

"温两碗酒，要一碟茴香豆。"这是鲁迅先生笔下孔乙己的经典台词。《本草纲目》载陶弘景言："煮臭肉，下少许，即无臭气，臭酱入末亦香，故曰回香。"这是早期将茴香作为佐料使用的记载。而古希腊传说，普罗米修斯将茴香的枝条偷偷插进太阳车的烈焰中，盗取了火种，造福了人间，则是对茴香的神化。

【性味归经】辛，温。入肝、肾、脾、胃经。

【功　　效】开胃进食，理气散寒。

【主治病症】中焦有寒，食欲减退，恶心呕吐，腹部冷痛；疝气疼痛，睾丸肿痛；脾胃气滞，脘腹胀满作痛。

【用法用量】水煎服，3～9g；或入丸、散。外用适量，研末调敷或炒热温熨。

【注意事项】肺、胃有热及热毒盛者禁用。

药膳食疗

• **胡椒茴香鲤鱼汤**

做法：鲤鱼1条，胡椒、小茴香适量，姜葱少许。鲤鱼去鱼鳃及内脏，洗净，与胡椒、小茴香、生姜适量一齐放入砂煲内，加清水适量，武火煮沸后，改用文火煲1小时，调味食用。

功效：祛风散寒。

- **茴香粥**

  做法：小茴香 10 ~ 15g，粳米 50 ~ 100g。将小茴香放
  　　　入砂锅内加清水煎煮，取汁去渣；粳米淘洗干净。
  　　　锅置火上，放入粳米、药汁熬煮成粥。

  功效：行气止痛，健脾开胃，通乳。

医海拾贝

- 《救荒本草》：今处处有之，人家园圃多种，苗高三四
  尺，茎粗如笔管，旁有淡黄拊叶，拊茎而生。拊叶上发
  生青色细叶，似细蓬叶而长，极疏细如丝发状。拊叶间
  分生叉枝，梢头开花，花头如伞盖，结子如莳萝子，微
  大而长，亦有线瓣。采苗叶炸热，换水淘净，油盐调食。
- 《本草纲目》：茴香宿根深，冬生苗，作丛，肥茎丝叶，
  五六月开花如蛇床花而色黄，结子大如麦粒，轻而有细
  棱，俗呼为大茴香，今惟以宁夏出者第一。其他处小者，
  谓之小茴香。自番舶来者，实大如柏实，裂成八瓣，一
  瓣一核，大如豆，黄褐色，有仁，味更甜，俗呼舶茴香，
  又曰八角茴香 (广西左右江峒中亦有之)，形色与中国
  茴香迥别，但气味同耳。北人得之，咀嚼荐酒。

bā   jiǎo   huí   xiāng

八 角 茴 香

别名：八角，舶上茴香，大茴香，八角香。

【诗画本草】

《金陵怀古》

宋·宋无

官砖卖尽雨崩墙，苜蓿秋红满夕阳。

玉树后庭花不见，北人租地种茴香。

药食同源 手绘本草

166

物华撷珍

八角茴香为木兰科植物八角茴香的干燥成熟果实。秋、冬二季果实由绿变黄时采摘，置沸水中略烫干燥或直接干燥。气芳香，味辛甜，以个大、色红、油性大、香气浓者为佳。

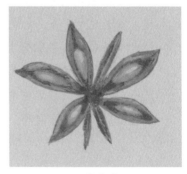

八角茴香

传说西王母寿辰，设蟠桃会宴请众仙，麻姑带着仙桃，与牡丹、芍药、海棠三仙结伴而行。途经南岭，借机来看望兄嫂。麻姑和三位花仙降下云头，来到散发出奇香的树林，麻姑告诉三位花仙：这片树林与自己同仙龄，且由哥嫂八角、茴香掌管。三位花仙异口同声地问："八角茴香？多好听的名字，不如此树就叫'八角茴香'？"麻姑道："好啊！"八角和茴香夫妇听到仙人呼喊他们的名字，顿时脱胎而化，成了山神。从此，中国的药名中就出现了"八角茴香"。八角茴香不仅是药材，还是人们食用的调料佳品，人闻其香，顿觉神清气爽。

【性味归经】辛，温。归肝、肾、脾、胃经。

【功　　效】温阳散寒，理气止痛。

【主治病症】寒疝腹痛，肾虚腰痛，胃寒呕吐，脘腹冷痛。

【用法用量】水煎服，3 ~ 6g；或入丸、散。

【注意事项】阴虚火旺者慎服。

药膳食疗

● **八角茴香水**

　　做法：八角茴香油 20mL，料酒 570mL。取八角茴香油，加料酒。搅拌溶解后，缓缓加入 100mL 水，随加随搅拌，加滑石粉适量，搅拌，滤过后即得八角茴香水。

　　功效：温中散寒，理气止痛。

八角茴香鸡

做法: 土鸡一只 (约 1500g), 八角 10g, 小茴香 5g, 姜、
　　　生抽、油盐适量。去内脏, 填入辅料, 蒸 40 分
　　　钟左右。

功效: 散寒止痛, 理气和胃。

医海拾贝

- 《品汇精要》: 主一切冷气及诸疝疼痛。
- 《本草蒙筌》: 主肾劳疝气, 小肠吊气挛疼, 理干热脚
  气, 膀胱冷气肿痛。开胃止呕, 下食……补命门不足。
- 《医学入门》: 专主腰痛。
- 《本草正》: 除……齿牙口疾, 下气, 解毒。
- 《医林纂要》: 润肾补肾……舒肝木, 达阴郁, 舒筋,
  下除脚气。

hēi hú jiāo
黑 胡 椒

别名：味履支，浮椒，玉椒。

【诗画本草】

《题东坡与佛印帖》

金·赵秉文

鲁公食粥已数月，苏子探囊无一钱。

身后胡椒八百斛，尔曹堪笑亦堪怜。

物华撷珍

黑胡椒为胡椒科植物胡椒的干燥近成熟或成熟果实。秋末至次春果实呈暗绿色时采收，晒干，为黑胡椒；果实变红时采收，用水浸渍数日，擦去果肉，晒干，为白胡椒。

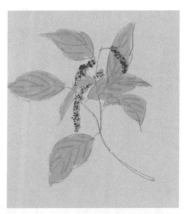

黑胡椒

相传欧洲葛特人向意大利索取胡椒与黄金，被意大利人拒绝，于是葛特人出兵占领了罗马城。意大利当局万般无奈，在全国收集了 3000 磅上等的胡椒，才赎回了罗马城。可见当时胡椒之珍贵。

【性味归经】辛，热。归胃、大肠经。

【功　　效】温中散寒，下气，消痰。

【主治病症】腹痛泄泻，食欲不振，癫痫痰多。

【用法用量】水煎服，2 ~ 4g；或入丸、散。外用适量，研末调敷或置膏药内贴之。

【注意事项】阴虚有火者忌服。

药膳食疗

• 黑胡椒牛肉汤

做法：胡椒 15g，牛肉 750g，大料 10g，盐、味精各 5g。牛肉挑去筋膜，洗净，切成大块。胡椒、大料洗净，与牛肉一齐放入锅内，加清水适量，用武火煮沸后，再用文火煲 2 小时，加入盐、味精即可。

功效：温中散寒，理气和胃。

- **胡椒猪肚汤**

  做法：胡椒 10g，高良姜 10g，猪肚 1 个（约 500g），盐 5g。姜切细片，胡椒研碎，猪肚去脂膜洗干净。将胡椒、高良姜纳入猪肚内，扎紧两端，入锅，加清水适量，先用武火煮沸后，再用文火炖至烂熟，加入盐调味即可。

  功效：补气养血，散寒暖胃。

医海拾贝

- 《新修本草》：主下气，温中，去痰，除脏腑中风冷。
- 《海药本草》：去胃口气虚冷，宿食不消，霍乱气逆，心腹卒痛，冷气上冲，和气。
- 《日华子本草》：调五脏，止霍乱，心腹冷痛，壮肾气，主冷痢，杀一切鱼、肉、鳖、蕈毒。
- 《本草蒙筌》：疗产后血气刺疼，治跌扑血滞肿痛。
- 《本草纲目》：暖肠胃，除寒湿反胃、虚胀冷积，阴毒，牙齿浮热作痛。

花椒

别名：川椒，红椒，大红袍。

【诗画本草】

《花椒》

唐·刘子翚

欣忻笑口向西风，喷出元珠颗颗同。

采处倒含秋露白，晒时娇映夕阳红。

调浆美著骚经上，涂壁香凝汉殿中。

鼎铼也应知此味，莫教姜桂独成功。

物华撷珍

　　花椒为芸香科花椒属植物花椒、青椒的果皮。喜生于阳光充足、温暖肥沃处。培育 2 ~ 3 年，9 ~ 10 月果实成熟，选晴天剪下果穗，摊开晾晒，待果实裂开，果皮与种子分离晒干。

　　相传一位名叫花娇的姑娘为救重病的父亲上山找药，路遇一白胡子老者指点，攀越悬崖、穿越丛林，在神山上找到了一种香料拌入菜中，救治了父亲。可随着患病人数增多，香料逐渐用尽，花娇竟修炼成仙化作香料树，拯救众生。村里人为

了纪念她，把这棵树叫
作"花娇"。之后花娇
的故事广为流传，人们
逐渐把"花娇"叫成了
"花椒"。

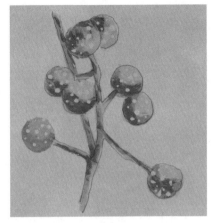

花椒

【性味归经】辛，温。
归脾、胃、肾经。

【功　　效】温中止痛，
除湿止泻，杀虫止痒。

【主治病症】胃脘冷痛，
蛔虫腹痛，呕吐泄泻，肺寒咳嗽，龋齿压痛；阴痒湿疹。

【用法用量】水煎服，3～6g；入丸散。外用适量，煎水洗或
含漱；或研末调敷。

【注意事项】阴虚火旺者禁用，孕妇慎服。

药膳食疗

- **花椒蒸梨**

　　做法：花椒 20 粒，冰糖 2 粒，梨 1 枚。将梨靠近柄部
　　　　　横断切开，分为两部分，挖去梨核后填入花椒与
　　　　　冰糖，将带柄的一端盖住另一部分，放入碗中，
　　　　　上锅蒸 30 分钟。

　　功效：散寒润肺。

• 花椒红糖汤

做法：花椒 12g，红糖 30g。花椒洗净，锅置火上，加水 400mL，放入花椒，煎成 250mL，加入红糖搅拌溶化即可。

功效：散寒下气，回乳。

医海拾贝

- 《本草经集注》：（秦椒）恶栝楼、防葵，畏雌黄。（蜀椒）畏款冬。
- 《名医别录》：（蜀椒）多食令人乏气，口闭者杀人。
- 《备急千金要方》：久食令人乏气失明……黄帝云，十月勿食椒，损人心，伤血脉。
- 《新修本草》：畏橐吾、附子、防风。

fó shǒu
佛手

别名：佛手柑，手柑。

【诗画本草】

《杨柳枝二首》

唐·司空图

陶家五柳簇衡门，还有高情爱此君。

何处更添诗境好，新蝉欹枕每先闻。

数枝珍重蘸沧浪，无限尘心暂免忙。

烦暑若和烟露裛，便同佛手洒清凉。

物华撷珍

佛手为芸香科植物佛手的干燥果实。秋季果实尚未变黄或变黄时采收，纵切成薄片，晒干或低温干燥。

相传一位母亲常年多病，儿子孝顺便四处求医。一天夜里，儿子梦见菩萨，菩萨赐给他一个形似手掌的果子，母亲食用后痊愈了，醒后便

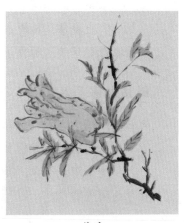

佛手

翻山越岭寻找这种果子。功夫不负有心人，他终于找到了这个果子，治好了母亲。不仅如此，他还带回一株树苗，栽培后用于救治整个山村的村民。这件事流传开来，大家将果子称为"佛手"。

【性味归经】辛、苦、酸，温。归肝、脾、胃、肺经。

【功　　效】疏肝理气，和胃止痛，燥湿化痰。

【主治病症】肝胃气滞，胸胁胀痛，胃脘痞满，食少呕吐，咳嗽痰多。

【用法用量】水煎服，3 ~ 10g。

【注意事项】阴虚有火，无气滞者慎用。

药膳食疗

• 佛手粥

做法：佛手 10g，粳米 100g，冰糖 2 小匙。将佛手洗净，置于铝锅内，加水适量，煎煮取汁，去渣；把粳米淘净，同冰糖一起加入盛有佛手汁的锅内，加水适量。将盛有佛手汁、粳米、冰糖的锅置于旺火上烧沸，再用小火煮熟即成。

功效：疏肝理气，和胃止痛。

• 鲜橘皮佛手粥

做法：鲜橘皮 30g，鲜佛手 20g，粳米 100g，清水适量。将鲜橘皮、鲜佛手洗净，煎煮去渣留汁备用。将粳米淘洗干净，加入药汁中，熬成稀粥即可。

功效：理气和中。

- 《滇南本草》：补肝暖胃，止呕吐，消胃家寒痰，治胃气疼，止面寒疼，和中行气。
- 《本草纲目》：煮酒饮，治痰气咳嗽。煎汤，治心下气痛。
- 《本经逢原》：专破滞气。今人治痢下后重。
- 《本草再新》：治气舒肝，和胃化痰，破积。治噎膈反胃，消癥瘕、瘰疬。
- 《福建药物志》：理气宽胸，化痰消胀。治胸腹胀痛，神经性胃痛，呕吐，喘咳。

香 橼

别名：橼子，香泡树，香橼柑。

【诗画本草】

《庭前香橼花日遇雨口占二首》

明·彭年

林径无人尽日闲，幽禽时弄语关关。

胡床坐对斜阳影，咏得禽言一破颜。

物华撷珍

香橼为芸香科植物枸橼与香圆的成熟果实。本品呈圆形，气清香，味微甜而苦辛。云南西南部白族、彝族、纳西族等少数民族人家的庭院里常以香橼树作为绿化树种，香橼果实成熟后采摘下来经过简单加工用糖煮制成香橼

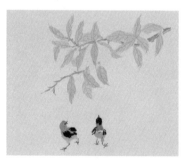

香橼

蜜饯，装入陶罐密封之后可以保存一两年的时间，是当地人民逢年过节婚丧嫁娶宴客时招待客人的一道精美甜点。

《清稗类钞·讥讽类》记载，无锡的乡绅华海初拿着一面纨扇请画家赵之谦作画，赵之谦给他画了两棵香橼，并题字："香了又香，圆了又圆，随缘乐助，画个香橼。"借此讽刺他是假借慈善博取利益的伪善者，巧妙地借助了谐音，讽刺其人

类似孔子所言的"乡愿，德之贼也"。

【性味归经】辛、苦、酸，温。归肝、肺、脾经。

【功　　效】理气降逆，宽胸化痰。

【主治病症】主治胸腹满闷，胁肋胀痛，咳嗽痰多。

【用法用量】水煎服，3～6g；或入丸、散。

【注意事项】虚人慎服。

药膳食疗

- **香橼浆**

  做法：鲜香橼1～2只，麦芽糖适量。制作时，先将香橼洗净切碎，同麦芽糖一起放入带盖的小碗中，水蒸数小时，以香橼稀烂为度。

  功效：理气宽胸，解郁宁神。

- **香橼露**

  做法：陈香橼50～60g。制作时，先将香橼放入烧瓶内，加清水适量，盖上瓶盖，连接好冷凝管，用酒精炉或其他加热炉加热，烧开后，收取蒸馏液，装瓶备饮。

  功效：顺气化痰，健脾开胃。

医海拾贝

- 《本草省常》：下气，消食，化痰，解酒。散愤满之气，除恶浊之气。

- 《齐民要术》：枸橼树似橘，实如柚大而倍长，味奇酢，皮以蜜煮为糁。

shān zhā
山 楂

别名：山里红，酸里红、酸枣，红果。

【诗画本草】

《相和歌辞·江南曲》

唐·李贺

汀洲白苹草，柳惲乘马归。

江头楂树香，岸上蝴蝶飞。

物华撷珍

　　山楂为蔷薇科植物山里红或山楂的干燥成熟果实。秋季果实成熟时采收。切片，干燥。本品气微，味酸、微涩，以片大、皮红、肉厚、核少者为佳。生用或炒黄、炒焦用。

　　相传在一个美丽的小山村里，有位姑娘叫石榴。她爱上了小伙白荆，两人情谊深厚，日子过得很幸福。然而，石榴的美貌惊动了皇帝，皇帝逼迫其为妃。石榴宁死不从，骗皇帝要为母守孝百日，皇帝不得不找一个独院让其居住。石榴被抢走以后，白荆追至南山，日夜在山脚下守望，日久竟化为一棵小树。石榴逃离院子寻找到白荆的化身，悲伤的石榴也化为一棵树，并结出鲜亮的小红果，人们叫它"石榴"。皇帝闻讯命人砍树，并下令不准叫"石榴"，叫"山渣"，意为山中渣滓。但村里人更喜欢坚强的石榴，便称她为"山楂"。

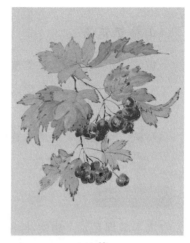

山楂

【性味归经】酸、甘，微温。归脾、胃、肝经。

【功　　效】消食健胃，行气散瘀，化浊降脂。

【主治病症】肉食积滞，胃脘胀满，腹痛泄泻；泻痢腹痛，疝气疼痛；血瘀经闭痛经，产后瘀阻腹痛，心腹刺痛，胸痹心痛；高脂血症。

【用法用量】水煎服，9～12g。

【注意事项】脾胃虚弱而无积滞、胃酸分泌过多者慎用。

药膳食疗

• 蜜山楂

做法：将山楂洗净，去掉果柄、果核，放在铝锅内，加水适量，煎煮至7成熟，水将耗干时加入蜂蜜，再以小火煮熟收汁即可。冷却后放入瓶罐中贮存。

功效：开胃，消食。

• 山楂银花汤

做法：山楂、金银花适量，放在锅内，用文火炒热，加入白糖，改用小火炒成糖饯，用开水冲泡，日服1剂。

功效：破气散瘀，清热解毒。

医海拾贝

- 《本草纲目》：物类相感志言：煮老鸡、硬肉，入山楂数颗即易烂，则其消肉积之功，盖可推矣。珍邻家一小儿，因食积黄肿，腹胀如鼓。偶往羊杭树下，取食之至饱。归而大吐痰水，其病遂愈。羊杭乃山楂同类。化饮食，消肉积癥瘕，痰饮痞满吞酸，滞血痛胀。酸、甘，微温。生食多令人嘈烦易饥，损齿，齿龋人尤不宜。

- 《本草备要》：古字作樝。泻。破气，消积，散瘀，化痰。酸甘咸温。健脾行气，散瘀化痰，消食磨积。消油腻、腥膻之积，与麦芽消谷积者不同，凡煮老鸡硬肉，投数枚则易烂，其消肉积可知。发小儿痘疹，止儿枕作痛。恶露积于太阴，少腹作痛，名儿枕痛，砂糖调服。多食令人嘈烦易饥，反伐脾胃生发之气。破泄太过，中气受伤。凡服人参不相宜者，服山楂即解，一补气，一破气也。

麦芽

mài yá

别名：大麦芽，大麦蘗，麦蘗。

【诗画本草】

《初夏即事》

宋·王安石

石梁茅屋有弯碕，流水溅溅度两陂。

晴日暖风生麦气，绿阴幽草胜花时。

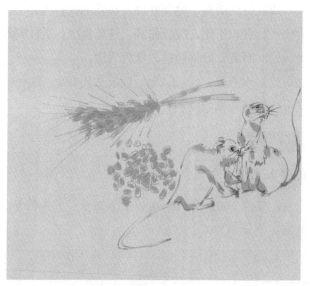

大麦

　　麦芽为禾本科植物大麦的成熟果实经发芽干燥的炮制加工品。全国大部分地区均产。将麦粒用水浸泡后，保持适宜温度、湿度，待幼芽长至约5mm时，晒干或低温干燥。本品气微，味微甘，以芽完整、色淡黄、粒大、饱满者为佳。生用、炒黄或炒焦用。

　　相传宋高宗的养子赵琢平日里总感觉四肢无力，茶饭不思，看了很多名医也未见好转。白素贞知道后去皇宫问诊开方，几剂后赵琢精神焕发。宋高宗想挽留他们，白素贞拒绝了，临走前留下了麦芽的煎煮方法让赵琢继续服用。高宗遵照医嘱让人每日给赵琢煮麦芽，一段时间后赵琢痊愈。后来，麦芽能治病就流传开来了。

【性味归经】甘，平。归脾、胃经。

【功　　效】行气消食，健脾开胃，回乳消胀。

【主治病症】食积不化，脘腹胀满，脾虚食少；乳汁郁积，乳房胀痛，妇女断乳，肝郁胁痛，肝胃气痛。

【用法用量】水煎服，10 ~ 15g，回乳炒用60g。

【注意事项】哺乳期妇女不宜使用。

药膳食疗

• 麦芽红豆粥

　　做法：麦芽100g，红豆60g，大米适量，煮粥同食。

　　功效：利湿消肿。

- **麦芽青皮饮**

  做法：生麦芽 30g，青皮 10g，将二味放入锅内，加水同煮 1 小时，滤取汁液备饮。

  功效：开胃消食，疏肝止痛。

医海拾贝

- 《本草纲目》：麦蘖、谷芽、粟蘖，皆能消导米面诸果食积。观造饧者用之，可以类推。但有积者能消化，无积而久服，则消人元气也，不可不知。若久服者，须同白术诸药兼消，则无害。
- 《景岳全书》：味甘微咸，气温。善于化食和中，破冷气，消一切米面诸果食积，去心腹胀满，止霍乱，除烦热，消痰饮，破癥结，宽肠下气。病久不食者，可借此谷气以开胃；元气中虚者，毋多用此以消肾。亦善催生落胎。单用二两，能消乳肿。其耗散血气如此，而脾胃虚弱、饮食不消方中，每多用之何也？故妇有胎妊者，不宜多服。

余甘子

yú gān zǐ

别名：油甘子，庵摩勒，米含，望果，木波，
滇橄榄，余甘果，油甘。

【诗画本草】

《余甘子》

宋·程敦厚

愁苦人意未相谙，率以初尝废后甘。
王氏有诗旌橄榄，可怜遗咏在巴南。

物华撷珍

余甘子为大戟科植物余甘子的成熟果实。冬季至次春果实成熟时采收。本品呈球形或扁球形，直径 1.2 ~ 2cm，以个大、肉厚回甜味浓者为佳。余甘子始载于《南方草木状》，是藏族习用药材。

相传一位印度高僧和中国商人在穿越沙漠时遭遇沙尘暴，迷失了方向，水尽粮绝，两人只能靠高僧随身携带的一袋余甘果充饥。然而当他们马上就要走出沙漠时，流沙突然来袭，淹

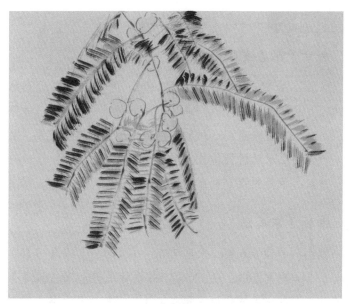

余甘子

没了两人，高僧奋力救助商人并将那袋余甘果给了他，自己却倒在茫茫沙漠中。商人含泪掩埋了高僧，坚强地走出沙漠。回乡后，商人将那袋余甘果的种子种植在家乡。从此，余甘子就在我国流传开来。

【性味归经】甘、酸、涩，凉。归肺、胃经。

【功　　效】清热凉血，消食健胃，生津止咳。

【主治病症】血热血瘀，消化不良，腹胀，咳嗽，喉痛，口干。

【用法用量】水煎服，3～9g；多入丸散服。

【注意事项】脾胃虚寒者慎服。

- ## 余甘子银杏龙眼肉粥

  做法：余甘子 20g，银杏果 30g，龙眼肉 5 颗，大米
  150g。将大米、余甘子分别洗净，银杏果、龙眼
  肉均去壳，一起放入砂锅中，加入适量清水，煮
  至米烂粥稠即可。

  功效：清热利湿，补血凉血，健脾益胃。

- ## 余甘子木瓜汤

  做法：余甘子 6 颗，木瓜 750g，雪梨 3 个，蜜枣 5 颗，
  瘦肉 200g，适量盐。将食材洗净，木瓜、雪梨
  剥皮去核切块，猪肉切块，蜜枣去核。将上述食
  材放入沸水中，再次沸腾之后改用文火煲 90 分
  钟，加入适量食盐即可。

  功效：润肺清肠，美白皮肤。

医海拾贝

- 《本草拾遗》：主补益，强气力。取子压取汁和油涂头
  生发，去风痒，初涂发脱，后生如漆。
- 《新修本草》：庵摩勒，味苦、甘，寒，无毒。主风虚热
  气。一名余甘。生岭南交、广、爱等州。

luó hàn guǒ

罗 汉 果

别名：拉汗果，假苦瓜，光果木鳖，金不换，罗汉表，裸龟巴。

【诗画本草】

《赋罗汉果》

宋·张栻

黄实累累本自芳，西湖名字著诸方。

里称胜母吾常避，珍重山僧自煮汤。

物华撷珍

　　罗汉果为葫芦科植物罗汉果的干燥果实。主产于广西。秋季果实由嫩绿色变深，绿色时采收，晾数天后，低温干燥。

　　相传一位屠夫在一个炎热的夏日上山时，被一群野蜂蜇伤了手指，手指顿时红肿、刺痛，且口渴难忍。他顺手摘了身边青藤上的几个野果，尝后发现其味道香甜，不小心滴在手上的果汁让手指的肿痛缓解了。屠夫觉得神奇，又摘了些果子带回家，给患咳喘病久治不愈的老母亲吃。没过多久，老母亲的咳喘也痊愈了。母子俩高兴极了，

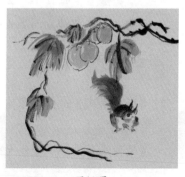

罗汉果

第五章 果实类药

189

逢人便说这野果的神奇疗效奇效。村里一名叫罗汉的郎中听说了此事，经过临床验证了这野果具有止痛消肿、消热解毒、止咳利咽的功效，便广泛应用。后人就把果子的名字命名为"罗汉果"。

【性味归经】甘，凉。归肺、大肠经。

【功　　效】清热润肺，利咽开音，滑肠通便。

【主治病症】肺热燥咳，咽痛失音，肠燥便秘。

【用法用量】水煎服，9 ~ 15g。

药膳食疗

- **罗汉果茶**

  做法：罗汉果切碎，用沸水冲泡 10 分钟后，不拘时饮服。每日 1 ~ 2 次，每次 1 个。

  功效：清肺润喉。

- **罗汉果瘦肉汤**

  做法：罗汉果 30 ~ 60g，猪瘦肉 100g，将罗汉果与猪瘦肉均切成片，加水适量，煮熟，稍加食盐调味服食，每日 1 ~ 2 次。

  功效：补虚清肺，润燥止咳。

医海拾贝

- 《临桂县志》：罗汉果大如柿，中空，味甜，性凉，治劳嗽。
- 《岭南采药录》：理痰火咳嗽。

大枣

dà zǎo

别名：枣子，大枣、刺枣，贯枣。

物华撷珍

　　大枣为鼠李科植物枣的干燥成熟果实。主产于河南、河北、山东、山西、陕西。秋季果实成熟时采收，晒干。用时破开或去核。本品气微香，味甜。以个大、色红、肉厚、味甜者为佳。

　　传说"枣"这个名字，是人文始祖黄帝取的。黄帝一日外出狩猎时又饥又渴，走到一片果林中，看到红红的果子，打下来尝了尝，发现脆甜可口。士兵请黄帝给果子赐名，黄帝挥剑在果树下的石头上画了一个象形字"棘"，取名"找"，意为找到果子。但因新郑人的口音，口口相传念成了"枣"。

【性味归经】甘，温。归脾、胃、心经。

【功　　效】补中益气，养血安神。

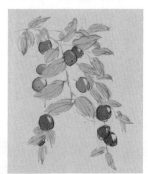

大枣

【主治病症】脾虚食少，乏力便溏，妇人脏躁，失眠。

【用法用量】水煎服，6 ~ 15g。

【注意事项】本品助湿生热，令人中满，故湿盛中满或有积滞、痰热者不宜服用。

药膳食疗

- **红枣枸杞茶**

  做法：红枣 25 个，枸杞 20g。锅中放入清水，把红枣与枸杞放入煎煮，加入红糖即可。

  功效：补血健脾。

- **姜枣茶**

  做法：红枣 3 颗，枸杞 10 粒，生姜 2 片，全部倒入壶中，注入 400mL 的水，大火煮开后转中火再煮 10 分钟，煮成淡红色即可。

  功效：温中散寒，补中益气。

医海拾贝

- 《神农本草经》：主心腹邪气，安中养脾，助十二经。平胃气，通九窍，补少气、少津液、身中不足，大惊，四肢重，和百药。

- 《神农本草经赞》：味甘平。主心腹邪气。安中。养脾助十二经。平胃气。通九窍。补少气少津液。身中不足。大惊四肢重。和百药。久服轻身长年。叶覆麻黄。能令出汗。

<ruby>沙<rt>shā</rt></ruby> <ruby>棘<rt>jí</rt></ruby>

别名：醋柳，黄酸刺，酸刺柳，黑刺，酸刺。

【诗画本草】

《戈壁杂诗·沙枣不辞丑》

清·宋伯鲁

沙枣不辞丑，白杨相竞高。

鸟巢拱落木，兽骨委秋壕。

物华撷珍

沙棘为胡颓子科植物沙棘的干燥成熟果实。主产于内蒙古、新疆。秋、冬二季果实成熟或冻硬时采收，除去杂质，干燥或蒸后干燥。本品气微，味酸、涩。以粒大、肉厚、肥润者为佳。

相传一代天骄成吉思汗的铁骑横扫欧亚大陆时，为了提高大军的远征实力，将

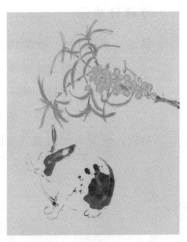

沙棘

一批连年征战、体弱多病的战马弃于沙棘林。待他们凯旋，经过沙棘林时，发现被遗弃的战马不但没有死，反而都恢复了往日的神威，见主人归来更是呼啸而起，奋蹄长嘶。将士们思虑一番，认为是沙棘的作用，便立即向成吉思汗禀报此事，成吉思汗得知后下令全军将士采摘大量的沙棘果食用，果然，将士们比以前更加体力充沛，精神抖擞，战斗力更强了。后来成吉思汗就把沙棘作为必需的军粮。成吉思汗常年征战在外，强身健体、疗伤和抵御疾病更是靠沙棘。

【性味归经】甘、酸、涩，温。归脾、胃、肺、心经。

【功　　效】健脾消食，止咳祛痰，活血散瘀。

【主治病症】脾虚食少，食积腹痛，咳嗽痰多，瘀血经闭，胸痹心痛，跌仆瘀肿。

【用法用量】水煎服，3 ~ 10g。

药膳食疗

- **沙棘仔鸡汤**

  做法：沙棘 10g，丹参 10g，仔鸡 1 只。仔鸡斩块洗净飞水，砂锅加水适量，放丹参、沙棘、葱、姜、盐、黄酒、草菇，大火烧开后去浮末改文火炖煨至鸡块熟烂，调盐、味精即可。

  功效：健胃补脾，益气生津。

- **沙棘玉米汤**

  做法：将玉米粒用清水泡软，入汤锅加水，烧开后加入
  　　　冰糖和沙棘，熬制 10 ~ 15 分钟，勾芡，沸后即可。
  功效：清肝明目，健脾和胃。

医海拾贝

- 《本草纲目》：实，气味酸、温、无毒，主治久痢不瘥……
  心腹胀满黄瘦，下寸白虫，单捣为末，酒服一钱匕甚效。
  盐、醋藏者，食之生津液，醒酒止渴。
- 《晶珠本草》：沙棘果除肺瘤、化血、治培根病。

<ruby>枸<rt>gǒu</rt></ruby> <ruby>杞<rt>qǐ</rt></ruby> <ruby>子<rt>zǐ</rt></ruby>

别名：杞子，枸杞，杞果，枸杞果，地骨子，血枸子，血杞子，
枸杞豆，甘杞子。

【诗画本草】

《慈恩寺枸杞》
宋·李复
枸杞始甚微，短枝如棘生。
今兹七十年，巨干何忻荣。

物华撷珍

　　枸杞子为茄科植物宁夏枸杞或青海枸杞的干燥成熟果实。
夏秋果实成熟时采摘，除去果柄，置阴凉处晾至果皮起皱纹后，
再暴晒至外皮干硬、果肉柔软即得。本品气微，微甜。以粒大、
色红、肉厚、质柔润、籽少、味甜者为佳。

　　相传战国时有一农夫，名叫狗子，妻子名杞氏。杞氏勤劳
贤惠、孝敬父母，日出而作、日落而息，两人过得也算踏实幸
福。正赶上秦吞并六国，朝廷召集群众从军，狗子奔赴战场。

战争历经多年，民不聊生，狗子戍边回乡，见家乡正闹饥荒，地里寸草不生，村民在路边乞讨，饿殍遍地。狗子非常惊慌，他离乡多年通信不畅，早已不知老母与妻子生活如何。回家后，竟发现母亲和妻子神采奕奕、面色红润，完全没有路人饥饿的样子，问妻："路见乡邻皆饥，唯母与尔饱满，何也？"

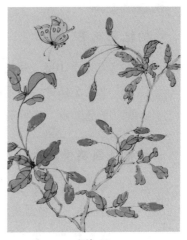

枸杞子

妻对曰："尔从军后，吾终日劳作，勉为生计，去今之年，蝗灾涝害，颗粒无收，吾采山间红果与母充饥，方免其饿。"其母曰："吾若非尔媳采红果食之，命已殒矣！"狗子喜极而泣。邻居们听说了这件事，争相采食红果，谓之枸杞食。后人发现红果有补益肝肾、润肺、益精明目之功效，将其名改为"枸杞子"。

【性味归经】平，甘。归肝、肾、肺经。

【功　　效】补益，补阴，补肝益肾，益精明目，润肺。

【主治病症】肝肾阴虚，精血不足，腰膝酸软，眩晕耳鸣，阳痿遗精，内热消渴，血虚萎黄，目昏不明。

【用法用量】水煎服，6 ~ 12g。

• 枸杞菊花茶

做法：枸杞子 10g，菊花 10g，一起放入杯中，用沸水
冲泡 5 分钟，即可饮用。

功效：平肝潜阳，清肝明目。

• 枸杞桂圆鸡蛋汤

做法：鸡蛋 1 枚，枸杞子 10g，桂圆肉 10g，冰糖适量。
将枸杞子、桂圆肉洗净，一同放入砂锅，加适量水，
大火煮沸，小火熬煮 10 ~ 15 分钟。鸡蛋搅拌后
倒入枸杞桂圆汤中，调入适量冰糖即可食用。

功效：补肾益气，滋阴养血。

医海拾贝

• 《本草纲目》：主心病嗌干……渴而引饮，肾病消中。
滋肾润肺……甘平而润，性滋而补，不能退热，止能补
肾润肺，生精益气，此乃平补之药，所谓精不足者补之
以味也。

• 《本草通玄》：补肾益精，水旺则骨强，而消渴、目昏，
腰痛膝痛，无不愈矣。

桑椹

sāng shèn

别名：桑椹子，桑蔗，桑枣，桑果，桑泡儿，乌椹。

【诗画本草】

《再至汝阴三绝》

宋·欧阳修

黄栗留鸣桑葚美，紫樱桃熟麦风凉。

朱轮昔愧无遗爱，白首重来似故乡。

物华撷珍

桑椹为桑科植物桑树的果穗。农人喜欢其成熟的鲜果食用，味甜汁多，是人们常食的水果之一。桑椹每年4～6月果实成熟时采收，去杂质，晒干或略蒸后晒干食用，也可来泡酒。桑椹呈暗紫色、棕红色或黄棕色，也有少量呈乳白色，并有短果梗，味道甜而微酸。

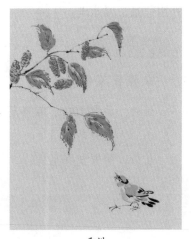

桑椹

相传刘邦被项羽打得连连败退，只得丢盔弃甲，仓皇而逃，结果前有山涧挡路，后有张旭穷追不舍，无奈之下，一行人只能躲进旁边的山洞中。刘邦因劳累惊恐过度，旧疾复发，出现头痛、头晕不止，腰膝酸软，不能站立，更难以排便，痛苦不堪，随行大夫在周围寻找能用的草药，却毫无进展。刘邦及将士们饥饿难耐，情急之时，一将士发现山洞不远处有大片桑椹。大家喝山泉水解渴，吃桑椹充饥。神奇的是，刘邦的头晕、头痛逐渐好转，能自主站立并行走，排便也顺畅了。刘邦没想到桑椹竟然有如此神效。不久后，他登基称帝，建立汉朝，命御医将桑椹加蜜熬膏，嘱咐大臣们和将士日常服用，受益匪浅。

【性味归经】甘、酸，性寒。归肝、肾经。

【功　　效】滋阴养血，生津，润肠。

【主治病症】主治肝肾不足和血虚精亏的头晕目眩，腰酸耳鸣，须发早白，失眠多梦，津伤口渴，消渴，肠燥便秘。

【用法用量】水煎服，10～15g；或熬膏、浸酒，或入丸、散。外用适量，浸水洗。

药膳食疗

桑椹茯苓粥

做法：桑椹 100g，茯苓粉 20g，糯米 100g，放入锅中，煮熟即可。

功效：补肾健脾生发。

- **桑椹膏**

  做法：取新鲜成熟桑椹，压榨取汁，静置，滤过，滤液
  浓缩成稠膏，每350g稠膏加蔗糖的转化糖液适
  量，搅拌均匀，浓缩至稠膏状，制成1000g。每
  日15～20g服用。

  功效：补肝益肾，养血安神。

医海拾贝

- 《本草蒙筌》：椹收曝干，蜜和丸服。开关利窍，安魂镇
  神。久服不饥，聪耳明目。黑椹绞汁，系桑精英。入锅
  熬稀膏，加蜜搅稠浊。退火毒，贮磁瓶。夜卧将临，沸
  汤调下。解金石燥热止渴，染须发皓白成乌。
- 《本经逢原》：《本经》所主，皆言桑椹之功，而宗
  奭云《本经》言桑甚详，独遗其椹，即濒湖之博识尚不
  加察，但以其功误列根皮之下，所以世鲜采用，惟高寿
  酒用之。

乌 梅
wū   méi

别名：酸梅，黄仔，合汉梅，干枝梅等。

【诗画本草】

《乌梅》
宋·李龙高
妇舌安能困董宣，曹郎那解汗张翰。
任君百计相薰炙，本性依然带点酸。

物华撷珍

　　乌梅为蔷薇科植物梅的干燥近成熟果实。夏季果实近成熟时采收，低温烘干后焖至颜色变黑。本品气微，味极酸。以个大、肉厚、色黑、柔润、味极酸者为佳。

　　相传在三国时期的一年夏天，曹操率领大队人马出征。行军途中天气非常炎热，四处都找不到水源，渴得十分难受，士气受到严重影响。突然曹操灵机一动，大声说道："前面有一大片梅林，梅子很多，酸甜可口，可以解渴。"士兵们听了，口水流出。大家加快了行进的脚步，不久大军就遇到了水源，走出了荒原。这就是大家都熟悉的"望梅止渴"的历史故事，而故事里的"梅子"正是乌梅的原型——青梅。"青梅煮酒论英雄""郎骑竹马来，绕床弄青梅"都是梅子的相关典故。

【性味归经】酸、涩，平。归肝、脾、肺、大肠经。

【功　　效】敛肺，涩肠，生津，安蛔。

【主治病症】肺虚久咳，久泻久痢，虚热消渴，蛔厥呕吐腹痛。

【用法用量】水煎服，6～12g；或入丸、散。

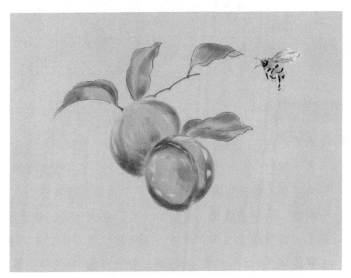

乌梅

乌梅汤

做法：用刀将乌梅切碎，然后放入锅里，加水，用文火熬煮20分钟后加入冰糖，熬到冰糖化开，搅拌均匀，待温热后服用。

功效：消肿杀虫，敛肺涩肠，健脾开胃。

乌梅山楂汤

做法：乌梅、山楂各10g，白糖适量。先将乌梅、山楂放入锅中，加水烧开，再用文火煮30分钟，熄火后，静置约15分钟，滤出汤汁，加白糖调味即成。

功效：生津止渴，消食化积。

药食同源 手绘本草

医海拾贝

- 《本草经疏》：梅实，即今之乌梅也……最酸。热伤气，邪客于胸中，则气上逆而烦满，心为之不安。乌梅味酸，能敛浮热，能吸气归元，故主下气，除热烦满及安心也。下痢者，大肠虚脱也；好唾口干者，虚火上炎，津液不足也；酸能敛虚火，化津液，固肠脱，所以主之也。其主腰体痛，偏枯不仁者，盖因湿气侵于经络，则筋脉弛纵，或疼痛不仁；肝主筋，酸入肝而养筋，肝得所养，则骨正筋柔，机关通利而前证除矣。

第六章

种子类药

　　种子类药是以种子、种子的一部分或种子的加工品入药的一类中药材。种子类中药的药用部位大多是完整的成熟种子，包括种皮和种仁两部分；种仁又包括胚乳和胚。植物的开花结果，就是为了要结种子，有了种子，就可以一代一代地繁殖下去。可以说，种子是植物新生命之本，是植物能量最高的一部分，是在为一个即将萌发的新生命贮备能量。种子类中药味多酸、涩，性甘、平，多归于肝、肾经，具有补益安神、润肠通便、收敛固涩、泻下降气、明目等功效。有些种子为了保护自己不被小鸟和虫子吃掉，多携带一定的毒副作用，因此便成为具有驱虫、攻毒、泻下等功效的中药，如使君子、槟榔、南瓜子、榧子、鹤虱等驱虫药，以及蛇床子、木鳖子、大枫子等攻毒杀虫药。由于种子类中药多有毒副作用且不易煎出，所以炮制界一直流传着"逢子必捣""逢子必炒"的说法。如明代罗周彦在《医宗粹言》"诸药制法"下说："决明子、萝卜子、芥子、苏子、韭子、青葙子，凡药中用子者，俱要炒过研碎入煎，方得味出，若不碎，如米之在（谷），虽煮之终日，米岂能出哉！"本章筛选了淡豆豉、决明子、赤小豆、火麻仁、郁李仁、薏苡仁、枳椇子、刀豆、莱菔子、榧子、桃仁、黄芥子、胖大海、苦杏仁、紫苏子、白果、酸枣仁、白扁豆、益智仁、黑芝麻、肉豆蔻、覆盆子、莲子、芡实这24种药食同源的种子类中药进行解析，方便更深入认识这些种子类中药的特征与功效，为其更好融入我们的起居饮食提供参考。

dàn dòu chǐ
淡 豆 豉

别名：香豉，淡豉。

206

【诗画本草】

《以豆豉送硷父》

宋·王洋

吴楚家山一水分，金山僧饭饱知闻。

蓴丝煮菜无消息，监豉聊供旧使君。

物华撷珍

淡豆豉是豆科植物大豆的成熟种子的发酵加工品，以色黑、质柔、气香者为佳。《中国药典》记载了淡豆豉的制作方法，即取桑叶、青蒿各 70～100g，加水煎煮、滤过、煎液拌入净大豆 1000g 中，待吸尽后，蒸透稍凉后再置容器内，用煎过的桑叶、青蒿渣覆盖，焖之使其发酵至黄衣上遍时取出，除去药渣，洗净，置容器内再焖 15～20 天，至充分发酵、香气溢出时取出，略蒸干燥，即得。

唐高宗上元二年（675），王勃南下探亲。路过洪州，正值滕王阁新修成，洪州牧阎伯屿大会宾客，并使其婿吴子章作序以彰其名，正当吴子章谦让之时，旁边的王勃却提笔就作。

阎公大怒，以"更衣"为名愤然离席。但闻至王勃写下"落霞与孤鹜齐飞，秋水共长天一色"时，乃大惊，慨叹"此真天才"。遂请宴所，极欢而罢。但也正因中途更衣，阎公外感风寒。众医皆用麻黄，但阎公最忌麻黄。王勃亦懂医术，进言用淡豆豉。阎公服后，果然汗出喘止，胸闷顿减，能安然入睡。此后，

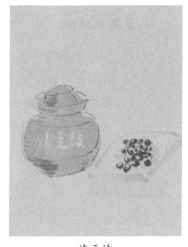

淡豆豉

淡豆豉从民间小菜变为行销南北的中药。

【性味归经】苦、辛，凉。归肺、胃经。

【功　　效】解表，除烦，宣发郁热。

【主治病症】治疗感冒，寒热头痛或热病烦躁胸闷，虚烦不眠。

【用法用量】水煎服，6～12g。

【注意事项】胃气虚弱易作恶心者慎服。不宜复用汗吐之药。

药膳食疗

- **淡豆豉葱白薏米粥**

　　做法：薏苡仁50g（捣碎），葱白4根，薄荷10g，牛蒡根30g，淡豆豉10g。先将薏苡仁煮成粥，随后煎葱白、薄荷、淡豆豉、牛蒡根，去渣取汁，加入薏苡仁粥即可。

　　功效：祛风除湿，止痛通络。

- **石膏淡豆豉粥**

  做法：生石膏100g，粳米60g，葱白2根，淡豆豉6g。
  　　　将石膏打碎，用水5大碗，煎至3大碗，以汁入
  　　　粳米、葱、豉熬稀粥，空腹食用。

  功效：清热泻火，发散表邪。

医海拾贝

- 《长沙药解》：味苦、甘、微寒，入足太阴脾经。调和
  脏腑，涌吐浊瘀。
- 《名医别录》：主伤寒，头痛寒热，瘴气恶毒，烦躁满闷，
  虚劳喘吸，两脚疼冷。又杀六畜胎子诸毒。
- 《本经疏证》：治烦躁满闷也，非特由于伤寒头痛寒热
  者可用，即由于瘴气恶毒者亦可用也。

jué míng zǐ
决 明 子

别名：草决明，马蹄决明，假绿豆，还瞳子。

【诗画本草】

《秋雨叹三首其一》

唐·杜甫

雨中百草秋烂死，阶下决明颜色鲜。

著叶满枝翠羽盖，开花无数黄金钱。

凉风萧萧吹汝急，恐汝后时难独立。

堂上书生空白头，临风三嗅馨香泣。

物华撷珍

　　决明子为豆科植物决明的成熟种子，以籽粒饱满、色绿棕者为佳。决明子是我国药学史上最早的眼科专用药，由于其有明目的功效故称"决明"，山西民间也称"千里光"，形象地表达了决明子是治眼疾的圣药。

　　相传从前有个老秀才得了眼疾，看不清东西，走路拄拐杖，人们都叫他"瞎秀才"。有一天，一个药商从他门前经过，见门前有几颗野草，就问卖不卖。老秀才反问："你给多少钱？"药商说："你要多少钱我就给多少钱。"

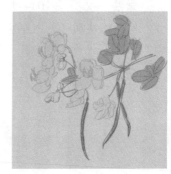

决明

老秀才心想这几棵草还挺值钱，就说不卖。药商见他不卖就走了。后来，药商三番五次来买野草，老秀才都不同意。到了秋天，这几颗野草结了菱形、灰绿色、有光亮的草籽。老秀才就将草籽泡水喝，不知不觉眼病慢慢好了，走路也不挂拐杖了。又过了一个月，药商再次来买野草。见没了，就问老秀才，老秀才把野草籽能治眼疾的事说了一遍。药商听后解释道："这草籽叫决明子，能治各种眼疾，长服能明目。"之后，老秀才常饮决明子泡的茶，一直到八十多岁还眼明体健。故作诗一首："愚翁八十目不瞑，日数蝇头夜点星，并非生得好眼力，只缘长年饮决明。"

【性味归经】甘、苦、咸，微寒。归肝、大肠经。

【功　　效】清热明目，润肠通便。

【主治病症】目赤涩痛，羞明多泪，头痛眩晕，目暗不明，大便秘结。

【用法用量】水煎服，9 ~ 15g。用于润肠通便，不宜久煎。

【注意事项】气虚便溏者不宜用。

药膳食疗

● 决明子粥

做法：决明子 10 ~ 15g，粳米 100g，冰糖少许。先把
　　　决明子倒入锅中炒香，取出，待冷却再入砂锅中，
　　　水煎去渣取汁，同粳米、冰糖煮粥即成。

功效：清肝，明目，通便。

- **决明荠菜青葙子茶**

    做法：决明子、荠菜子、青葙子各 6g。将配料共研末，
    　　　装入纱布袋中，入杯中沸水冲泡，盖焖 5 ~ 10
    　　　分钟即成。代茶饮，每日 1 剂。

    功效：清热祛风，平肝明目。

- **决明苁蓉蜂蜜茶**

    做法：炒决明子、肉苁蓉各 10g，蜂蜜适量。将决明子、
    　　　肉苁蓉共入茶杯中，沸水冲泡，盖焖 10 分钟，
    　　　调入蜂蜜适量即成。代茶频饮。

    功效：润肠通便。

医海拾贝

- 《本草经疏》：决明子……其味咸平，《别录》益以苦
  甘微寒而无毒。咸得水气，甘得土气，苦可泄热，平合
  胃气，寒能益阴泄热，足厥阴肝家正药也。亦入胆肾。
  肝开窍于目，瞳子神光属肾，故主青盲目淫，肤赤白膜，
  眼赤痛泪出。《别录》兼疗唇口青。《本经》久服益精
  光者，益阴泄热、大补肝肾之气所致也。

- 《本草求真》：决明子……除风散热。凡人目泪不收，
  眼痛不止，多属风热内淫，以致血不上行，治当即为驱
  逐……按此苦能泄热，咸能软坚，甘能补血，力薄气浮，
  又能升散风邪，故为治目收泪止痛要药。并可作枕以治
  头风，但此服之太过，搜风至甚，反招风害，故必合以
  蒺藜、甘菊、枸杞、生地、女贞实、槐实、谷精草相为
  补助，则功更胜。谓之决明，即是此意。

<ruby>赤<rt>chì</rt></ruby> <ruby>小<rt>xiǎo</rt></ruby> <ruby>豆<rt>dòu</rt></ruby>

别名：红小豆，赤豆，朱豆。

药食同源 手绘本草

212

【诗画本草】

《新添声杨柳枝词二首》

唐·温庭筠

一尺深红胜曲尘，天生旧物不如新。

合欢桃核终堪恨，里许元来别有人。

井底点灯深烛伊，共郎长行莫围棋。

玲珑骰子安红豆，入骨相思知不知。

物华撷珍

　　赤小豆是起源于中国的古老农作物，古名"荅""小菽""赤菽"等。《神农本草经》中就有药用记载。古农书《齐民要术》中，已详载赤小豆的栽培方法和利用技术，迄今已有2000多年历史。赤小豆属于豆科，豇豆属，一年生草本，含有蛋白质、脂肪、碳水化合物、粗纤维、钙、磷、铁等多种营养成分。

　　赤小豆不仅是一味常用的中药，在民间还有驱瘟辟邪的特殊含义。相传上古时五帝之一的颛顼氏，他的三个儿子死后变

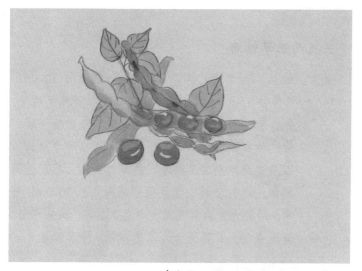
赤小豆

成恶鬼，专门出来惊吓孩子。这些恶鬼天不怕地不怕，单怕赤豆，故有"赤豆打鬼"的说法。所以人们将赤小豆装入精制的小药瓶中，随身携带，能起到有病治病、无病防身的效果，如同佩戴了护身符，保孩子、家人平安。

【性味归经】甘、酸，平。归心、小肠经。

【功　　效】解毒排脓，利水消肿。

【主治病症】痈肿疮毒，肠痈腹痛，水肿胀满，脚气浮肿，黄疸尿赤，风湿热痹。

【用法用量】水煎服，9～30g。外用适量，研末调敷。

【注意事项】阴虚津伤者慎服。

药膳食疗

• 三豆西瓜翠鸭汤

做法：绿豆、白扁豆、赤小豆各 50g，西瓜皮 1000g，广陈皮 15g，水鸭 1 只（约 750g），调味品适量。先将水鸭宰杀，去除羽毛及内脏，洗净斩大块，放进加有陈皮的沸水中稍焯过，捞出冲净血沫；西瓜皮刮净表皮及红瓤，洗净切大块，然后连同其他洗净的食材一齐放入砂锅内，加 3000mL 清水，用武火煮沸后改用文火熬 2 小时，调味即可。

功效：健脾益气，开胃消食，清热解暑，祛湿解毒。

• 赤小豆山楂薏仁粥

做法：赤小豆 50g，薏苡仁 50g，白扁豆 20g，茯苓 15g，生山楂 20g，粳米 100g。除粳米外，其他材料放入锅中浸泡 30 分钟；粳米洗净，倒入浸泡食材的锅中，加适量清水，大火煮沸 10 分钟后改小火煮 20 分钟即可，趁热食用。

功效：健脾消食，利水消肿。

医海拾贝

- 《本草新编》：赤小豆味辛、甘、酸，气温而平，阴中之阳，无毒。入脾经。下水，治黄烂疮，解酒醉，燥湿浸手足肿大，疗脚气入脐高突。但专利水逐津，久服令人枯燥，亦可暂用以利水，而不可久用以渗湿。

- 《本草易读》：赤小豆甘、酸，无毒。散血消肿，排脓清热，止渴解酒，通乳下胎。利小便而消水肿，治香港脚而疗泻痢。敷一切疮痈，涂诸般热毒。

火麻仁

huǒ má rén

别名：麻子仁，麻仁，麻子。

【诗画本草】

《过故人庄》

唐·孟浩然

故人具鸡黍，邀我至田家。
绿树村边合，青山郭外斜。
开轩面场圃，把酒话桑麻。
待到重阳日，还来就菊花。

物华撷珍

火麻仁为桑科植物大麻的干燥成熟去壳种仁。气微，味淡，嚼后稍有麻舌感。以粒大、色黄、无皮壳、种仁饱满者佳。火麻仁入药始见于《神农本草经》，被列为上品。《本草纲目》收载大麻子于谷部麻麦稻类，李时珍曰："大麻即今火麻，亦

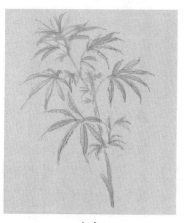

大麻

曰黄麻。处处种之，剥麻收子……大科如油麻。叶狭而长，状如益母草叶，一枝七叶或九叶。五六月开细黄花成穗，随即结实，大如胡荽子，可取油。剥其皮作麻。其秸白而有棱，轻虚可为烛心。"

　　自古以来，许多帝皇将相追求"长生不老"，却收获甚微。人们追寻广西巴马村长寿的秘诀时，发现这里的人们喜欢食用火麻汤，还把它起名为"长命油"。

【性味归经】甘，平。归脾、胃、大肠经。

【功　　效】润肠通便。

【主治病症】血虚津亏，肠燥便秘。

【用法用量】水煎服，10～15g。

【注意事项】脾虚便溏或阳虚滑泄者慎用。现代不主张连续长期大量服用，一次食入火麻仁60～120g，可致中毒，出现呕吐、腹泻等，应予以注意。

药膳食疗

火麻仁酒

做法：火麻仁150g，研为细末。用米酒500g浸泡，酌量服。

功效：健脾利湿。

麻仁苏子粥

做法：火麻仁15g，紫苏子10g，粳米适量。前二者加水研磨，取汁分两次煮粥食。

功效：润肠通便。

- 《食疗本草》：取汁煮粥，去五脏风、润肺。治关节不通、发落，通血脉。
- 《本草拾遗》：下气，利小便，去风痹皮顽，炒令香捣碎，小便浸取汁服；妇人倒产吞二七枚。
- 《日华子本草》：补虚劳，长肌肉，下乳，止消渴，催生。治横逆产。
- 《本草纲目》：利女人经脉，调大肠下痢；涂诸疮癣，杀虫；取汁煮粥食，止呕逆。

第六章 种子类药

<ruby>郁<rt>yù</rt></ruby> <ruby>李<rt>lǐ</rt></ruby> <ruby>仁<rt>rén</rt></ruby>

别名：山梅子，小李仁，郁子，郁里仁，李仁肉。

【诗画本草】

《三月一十雨寒五首》

宋·杨万里

姚黄魏紫向谁赊，郁李樱桃也没些。

却是南中春色别，满城都是木棉花。

物华撷珍

郁李仁为蔷薇科植物郁李、欧李、榆叶梅及长梗扁桃等的成熟种子。前两种习称"小李仁"，后一种习称"大李仁"。郁李仁始载于《神农本草经》，列为下品。《名医别录》云："生高山及丘陵上。"陶弘景谓："山野处处有之，子熟赤色，亦可啖。"本品气微，味微苦，以颗粒饱满、淡黄白色、整齐不碎、不出油、无核壳者为佳。

相传宋代一位哺乳期妇女因为惊吓而得病，病愈后眼睛睁着闭不上，医家钱乙在给她的孩子看诊后，知道了这件事，于是建议她用酒煮郁李仁喝，直到喝醉，就能治好。钱乙之所以这样建议，是因为中医认为"肝开窍于目"，人受到恐吓后，气在胆内郁结不通，胆气不能下行，而郁李

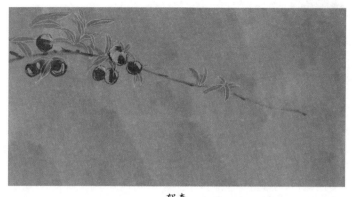

郁李

仁能通郁结，其药力随着酒进入胆中，胆气下行，肝气条达，眼睛也就能闭上了。这位妇女喝了郁李仁酒后，果然好了。

【性味归经】辛、苦、甘，平。归脾、大肠、小肠经。

【功　　效】润肠通便，下气利水。

【主治病症】津枯肠燥，食积气滞，腹胀便秘，水肿，脚气，小便不利。

【用法用量】水煎服，6～10g，

【注意事项】孕妇慎用。

药膳食疗

• **柏仁李仁粥**

做法：郁李仁、柏子仁各10g，粳米100g，蜂蜜20g。将郁李仁、柏子仁捣碎，加适量水煎煮，滤渣留汤，倒入淘洗好的粳米煮至粥成，晾温后调入蜂蜜食用。每日分2次食用。

功效：润肠通便，养心安神，利水消肿。

• 郁李仁蜂蜜粥

做法：郁李仁 15g，粳米 100g，蜂蜜 20g。将郁李仁浸泡后洗净，去皮，上炒锅微炒，然后置于砂锅中，加入适量清水煎煮 30 分钟，去渣留汁。在煎好的郁李仁药汁中加入淘洗干净的粳米煮至成粥，调入蜂蜜略煮片刻后即可。空腹温热食之，每日 1 剂，连用 3 天。

功效：健脾和胃，润肠通便。

• 藕汁郁李仁蛋

做法：郁李仁 8g，鸡蛋 1 枚，藕汁适量。将郁李仁与藕汁调匀，装入开小口的生鸡蛋中，湿纸封口，蒸熟即可。

功效：凉血润肠通便。

医海拾贝

• 《本草求真》：世人多合胡麻同用，以为润燥通便之需，然胡麻功止润燥、暖中、活血，非若郁李性润，其味辛甘与苦，而能入脾下气，行气破血之剂也。故凡水肿癃急便闭，关格不通，得此体润则滑，味辛则散，味苦则降，与胡麻实异，而又可以相需为用。

• 《景岳全书》：善于化毒，故治痈疽肿毒疮癣，杨梅风湿诸毒，诚为要药。

薏苡仁

yì yǐ rén

别名：薏米，苡仁，药玉米，水玉米，晚念珠，六谷米，珍珠米。

【诗画本草】

《送湖南部曲》

宋·辛弃疾

青衫匹马万人呼，幕府当年急急符。

愧我明珠成薏苡，负君赤手缚於菟。

观书老眼明如镜，论事惊人胆满躯。

万里云霄送君去，不妨风雨破吾庐。

物华撷珍

薏苡仁为禾本科植物薏苡的成熟种仁，原产于我国，栽培历史悠久，药用也有2000多年的历史。古书《帝王世纪》记载："有莘氏吞薏苡而生禹。"《后汉书》记载，东汉大将军马援南方作战时，因山林湿热蒸郁、瘴气流行，他便经常食用薏

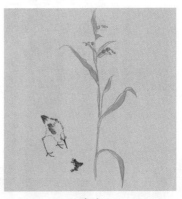

薏苡

苡仁，不仅能轻身，还能战胜瘴疟之气。马援平定南疆凯旋时，装了一车薏苡仁，作为种子以引种栽培。传到国外后，被誉为"世界禾本科之王"，欧洲人称其为"生命健康之禾"。

【性味归经】甘、淡、凉。归脾、胃、肺经。

【功　　效】利水渗湿，健脾止泻，除痹，排脓，解毒散结。

【主治病症】水肿，脚气，小便不利，脾虚泄泻，湿痹拘挛，肺痈，肠痈；赘疣，癌肿。

【用法用量】水煎服，9～30g。清利湿热宜生用，健脾止泻宜炒用。

【注意事项】孕妇慎用。

药膳食疗

- **冬瓜猪肉薏苡仁汤**

做法：冬瓜 250g，薏苡仁 100g，白扁豆 50g，陈皮6g，带皮猪肉 250g，生姜 3 片。猪肉洗净，切块，焯去血水备用。薏苡仁、白扁豆、陈皮洗净，冬瓜洗净切块，生姜切片。将以上材料一起放入砂锅内，加入适量清水，大火煮沸，小火煮 1.5 小时，加入精盐即成。

功效：健脾祛湿。

- **薏苡仁八宝粥**

  做法：薏苡仁 30g，红枣 8 枚，白扁豆 15g，核桃仁 30g，桂圆 15g，糯米 100g，红糖适量。将以上材料洗净并置入砂锅内，加适量清水，烧开后，用小火熬煮成粥，加入红糖即成。

  功效：健脾开胃，益气养血。

- **薏苡仁赤豆鲫鱼汤**

  做法：薏苡仁 30g，赤小豆 30g，陈皮 9g，生姜 2 片，鲫鱼 250g。鲫鱼去鳞和肠肚，洗净后，用油锅煎熟备用。将薏苡仁、赤小豆、陈皮、生姜洗净，放入砂锅内，加适量清水，大火煮沸，用小火熬煮 1 ~ 1.5 小时后即可食用。

  功效：健脾，祛湿，消肿。

医海拾贝

- 《本草纲目》：薏苡仁属土，阳明药也，能健脾，益胃。虚则补其母，故肺痿肺痈用之。筋骨之病，以治阳明为本，故拘挛筋急，风痹者用之。上能生水除湿，故泄痢水肿用之。

- 《本草经疏》：性燥能除湿，味甘能入脾补脾，兼淡能渗泄，故主筋急拘挛不可屈伸及风湿痹，除筋骨邪气不仁，利肠胃，消水肿令人能食。

枳 椇 子
zhǐ jǔ zǐ

别名：树蜜，木饧，白石木子，蜜屈律，鸡距子，癫汉指头。

224

【诗画本草】

《沂州出山》
清·查慎行
沙浅沙深突复坳，一行疏树带烟郊。
山经齐鲁青才了，马渡洸沂碧未胶。
小圌重樊因枳椇，浮桥粗就赖芦茭。
经旬尚滞黄河北，渐喜鱼羹入客庖。

物华撷珍

　　枳椇子为鼠李科植物枳椇的干燥成熟种子，具有很好的解酒作用。对于一些不胜酒力或酒精过敏的人，服用枳椇子则不容易"醉酒"。

　　相传苏东坡的好友揭颖臣嗜酒，得了一种吃得多、喝得多、大便也多的疾病，许多医生认为此病是消渴（即糖尿病），经多年医治，仍不见好转。病情反而愈加严重。苏东坡就推荐名医张肱给他看病。张肱根据揭颖臣的脉象、症状，认为他所患的疾病不是"消渴"，而是酒中毒。因为根据其症状不是脾弱肾败，土不能制水而产生的"消渴"，而是饮食过多、积热在脾产生的疾病。所以表现的症状似消渴而不是消渴。张肱就用枳椇子、麝香等醒酒药物治疗，揭颖臣多年不愈的疾病

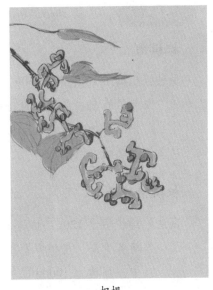

枳椇

得以治愈。苏东坡感慨地说："棘枸（枳椇）亦胜酒，屋外栽种有此树木，屋内酿酒多不佳。故以此二物为药，以去其酒果之毒也。"

【性味归经】甘，平。归胃经。

【功　　效】利水消肿，解酒毒。

【主治病症】醉酒，烦热口渴，呕吐，二便不利。

【用法用量】水煎服，10～15g。

【注意事项】脾胃虚寒者禁服；多食发蛔虫；多食损齿。

- **枳椇粥**

    做法：枳椇子 15g，粳米 50g，糖适量。先将枳椇捣碎，
    装纱布袋内煎汤；再将粳米淘洗后放汤中煮粥，
    粥熟后加糖。顿服。

    功效：除烦渴，解酒毒。

- **枳椇猪肺汤**

    做法：鲜枳椇子 120g，猪肺 1 具，红糖 30g，精盐、味
    精各少许。将枳椇子和猪肺洗净；和红糖起放罐
    中，加清水 1000mL，慢炖 1 时后调少许精盐、
    味精即可。

    功效：解渴除烦。

- 《食疗本草》：昔有南人修舍此木，误落一片入酒瓮中，
  酒化为水也。
- 《本草拾遗》：木蜜树生南方，人呼白石木，枝、叶俱
  甜。嫩叶可生啖，味如蜜。老枝细破，煎汁成蜜，倍甜，
  止渴解烦也。

dāo dòu
刀豆

别名：白凤豆，刀巴豆，挟剑豆，刀豆子。

【诗画本草】

《酉阳杂俎》

唐·段成式

挟剑豆，乐浪东有，

融泽之中，生豆荚。

形似人挟剑，横斜而生。

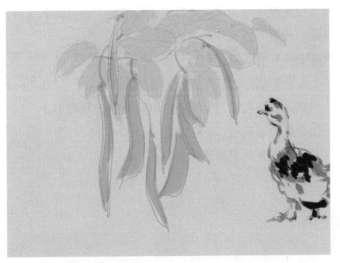

刀豆

刀豆属豆科植物刀豆的成熟种子。本品呈扁卵形或扁肾形，长 2 ~ 3.5cm，宽 1 ~ 2cm，厚 0.5 ~ 1.2cm。其豆荚因形态像刀故名，俗称"大刀豆"，也叫"挟剑豆"，气微，味淡，嚼之具有豆类特有豆腥味。以个大、饱满、色淡红、干燥者为佳。刀豆的根和果壳也可入药。刀豆根具有祛风活血、通经止痛的功效，刀豆壳具有下气活血的功效。

南宋时期的文学家易祓（fú）是湖南长沙宁乡人，在太学读书 10 年不得志。宋孝宗淳熙十二年，易祓终于获得殿试机会。但是因为太过高兴紧张，他居然呃声连连不能自止，全家束手无策。邻居有位大娘见了，遂从家中菜园摘了把外形似刀的豆荚煮汤喂他食之，居然止住了。第二天上殿，易祓对答如流，终获殿试第一。孝宗大喜，询问家乡风物，易祓对答时，盛赞刀豆花的形、色、味、艺，无不绝妙。后易祓官至礼部，曾以蜜浸刀豆花献孝宗，孝宗甚喜。于是宁乡刀豆花驰名京师，相传自此刀豆花一直被列为"贡品"。

【性味归经】甘，温。归胃、肾经。

【功　　效】温中，下气止呃，温肾助阳。

【主治病症】中焦虚寒之呃逆，呕吐及肾虚腰痛等。

【用法用量】水煎服，6 ~ 9g。

【注意事项】胃热患者慎用。

药膳食疗

- **煨猪肾刀豆**

  做法：猪肾1个，剖开，将刀豆子10g研为细末，放入其中，外用白菜、荷叶之类包裹，置火灰中煨熟。除去包裹物，切碎嚼食。

  功效：补肾壮腰。

- **蒸刀豆**

  做法：嫩刀豆120g，蒸熟，蘸白糖细细嚼食。

  功效：补脾益胃。

医海拾贝

- 《本草纲目》：刀豆，《本草》失载，惟近时小书载其暖而补元阳也。又有人病后呃逆不止，声闻邻家，或令取刀豆子烧存性，白汤调服二钱，即止。此亦取其下气归元而逆自止也。温中下气，利肠胃，止呃逆，益肾补元。

- 《冯氏锦囊秘录》：温中下气，益肾补元，和脾胃，止呃逆。

- 《滇南本草》：治风寒湿气，利肠胃，烧灰，酒送下。子，能健脾。

lái fú zǐ
莱菔子

别名：萝卜子，芦菔子，萝白子，菜头子。

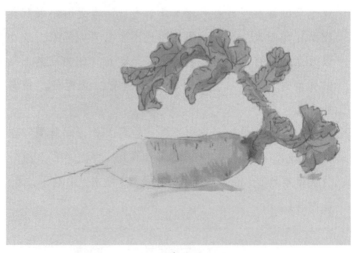

【诗画本草】

《颍洲莱菔脆甚》

宋·释居简

藕生玉井何曾见，梨属张公不见分。

安得脆琼莱菔子，颍洲南畔种残云。

萝卜

莱菔子为十字花科植物萝卜的干燥成熟种子。本品以粒大、饱满、坚实、表面红棕色、无杂质者为佳。名医张锡纯认为，莱菔子"无论或生或炒，皆能顺气，开郁消胀除满，此乃化气之品，非破气之品"。

据说一位皇帝曾因朝事繁忙，劳累过度而感到头晕、全身疲乏无力，甚至卧床不起。御医们认为是气虚造成的，予独参汤进补，结果病情没有减轻反而越发严重，随之出现胸憋、不思饮食，还经常流鼻血。一位云游的和尚建议用萝卜汤送服"罗汉丸"。皇帝一丸下去，鼻血就止住了；二丸下去，眩晕也除了；三丸末了，诸恙已平，食欲顿开。后经人证实，"罗汉丸"就是莱菔子。

【性味归经】辛、甘、平。归脾、胃、肺经。

【功　　效】消食除胀，降气化痰。

【主治病症】饮食停滞，脘腹胀痛，大便秘结，积滞泻痢，痰壅喘咳，胸闷食少。

【用法用量】水煎服，5～12g。生用可催吐，炒用消食下气化痰。

【注意事项】气虚及无食积、痰滞者慎用。不宜与人参同用。

231

· 莱菔子粥

做法：莱菔子10～15g，大米30～50g。先把莱菔子炒至香熟，然后研成细末；把大米淘洗后，如常法煎粥，待粥将煮成时，每次调入炒莱菔子末5～7g，稍煮即可。

功效：行气消积。

- **莱菔子白果粥**

  做法：莱菔子 15g，白果、浙贝母各 10g，粳米 100g，盐、香油各适量。将莱菔子、白果、浙贝母、粳米洗净，将所有材料一起放入锅中，加适量清水，用大火煮至米粒开花，改用小火慢煮成粥，加盐，淋香油，调匀即可。

  功效：下气平喘，止咳化痰。

- **莱菔子鸡内金粥**

  做法：莱菔子 9g，鸡内金 6g，山药粉 50g，白糖适量。将莱菔子与鸡内金先加水煎煮 20 分钟，去渣，再加入山药粉煮沸成粥，加白糖调味即可。

  功效：理气消食，健脾止泻。

医海拾贝

- 《日华子本草》：水研服，吐风痰，醋研消肿毒。
- 《医学衷中参西录》：莱菔子，无论或生或炒，皆能顺气开郁，消胀除满，此乃化气之品，非破气之品。

fěi zi
榧子

别名：细榧，羊角榧，香榧，榧树，玉榧，野杉，柀子。

【诗画本草】

《送郑户曹赋席上果得榧子》

宋·苏轼

彼美玉山果，粲为金盘实。

瘴雾脱蛮溪，清樽奉佳客。

客行何以赠，一语当加璧。

祝君如此果，德膏以自泽。

物华撷珍

　　榧子是红豆杉科植物榧的干燥成熟种子，富有油脂和特有的香气，大小如枣，形如橄榄，口感香脆，是世界珍贵稀有的干果之一。原植物榧树为我国特有树种，起源于侏罗纪，距今已有约1.7亿年的历史，被称为"活

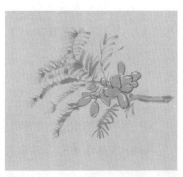

榧子

化石""活标本"。我国栽培香榧树的历史已有 2000 多年。在《春秋》《神农本草经》和南梁陶弘景的《名医别录》中，都有关于香榧的记载，香榧在我国古代就被视作珍果。据传公元前 210 年，秦始皇东巡，在会稽山发现了一种坚果，便问道："这是什么果？"县官答："榧子，因叶形似'韭'而得名。"秦始皇赞叹道："异香扑鼻，世上罕见，叫香榧如何？"遂得名。

【性味归经】甘，平。归肺、胃、大肠经。

【功　　效】杀虫消积，润肺止咳，润燥通便。

【主治病症】治虫积腹痛，小儿疳积，燥咳，便秘，痔疮。

【用法用量】水煎服，9 ~ 15g。

【注意事项】大便溏薄者不宜用。

药膳食疗

- **榧子粥**

  做法：榧子 30g，大米 50g。将榧子去皮，择净，打碎，与大米放入锅中，加清水适量，煮为稀粥，每日 1 剂，连服 2 ~ 3 日。

  功效：杀虫泻下。

- **榧子天冬饮**

  做法：榧子 10g，天冬 15g，水煎服，每日 1 剂。

  功效：润燥清肺，降利肺气。

- **榧椒粥**

    做法：榧子 30g，花椒 2g，大米 50g。将花椒研细末备用。榧子与大米放入锅中，加清水适量，煮粥，待熟时调入花椒末，再煮一二沸即成，每日 1 剂，连服 2 ~ 3 日。

    功效：杀虫，泻下。

- **榧花粥**

    做法：榧花 10g (鲜者 20g) ，大米 50g。将大米放入锅中，加清水适量，煮为稀粥，待熟时调入榧花，再煮一二沸服食，每日 1 剂。

    功效：健脾利湿。

医海拾贝

- 《本草经疏》：榧实……《本经》味甘无毒，然尝其味，多带微涩，详其用，应是有苦，气应微寒……五痔三虫，皆大肠湿热所致，苦寒能泻湿热，则肠清宁而二证愈矣。

- 《本草新编》：按榧子杀虫尤胜，但从未有用入汤药者，切片用之至妙……余用入汤剂，虫痛者立时安定，亲试屡验，故敢告人共用也……凡杀虫之物，多伤气血，惟榧子不然。

táo rén
桃 仁

别名：桃核仁，山桃仁，毛桃仁。

药食同源 手绘本草

236

> **【诗画本草】**
>
> 《咏仁》
> 宋·真得秀
> 程子精微谈谷种，谢公近似喻桃仁。
> 要须精别性情异，方识其言亲未亲。

物华撷珍

桃仁为蔷薇科植物桃或山桃的干燥成熟种子。早在3000多年前的商代中期，桃仁的药用价值就已得到高度重视。从前有一个果农，他的妻子怀孕了，他为了提高收成，从猎户家借来了几个捕兽夹挂在桃树上，希望可以吓走来偷桃子的猴子。这个办法果然有效，没过几天，果农就抓到一只被捕兽夹夹住腿的猴子，果农的妻子觉得它十分可怜，就对果农说把它放了吧，还说："把树上的捕兽夹都撤下来。上天有好生之德，就当是给孩子积德。"果农就按妻子的意思办了。不久，妻子患上了产后腹痛之症，果农家里没有钱，妻子觉得忍忍就好了。一天，突然来了几只猴子。它们把桃仁和一种植物一起捣碎，送到正在床上休息的果农妻子的面前。抱着将信将疑的态度，果农妻子吃了下去就

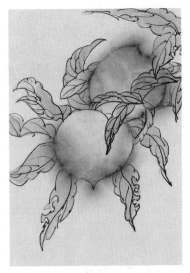

桃子

躺下休息了。一觉醒来，感觉腹痛明显好转。原来桃仁有活血祛瘀的功效，能够治疗产后腹痛。

【性味归经】苦、甘，平。归心、肝、大肠经。

【功　　效】活血祛瘀，润肠通便，止咳平喘。

【主治病症】经闭痛经，癥瘕痞块，肺痈肠痈，跌打损伤，肠燥便秘，咳嗽气喘。

【用法用量】水煎服，5～10g。

【注意事项】孕妇及便溏者慎用。

桃仁粥

做法：桃仁 10 ～ 15g，粳米 50 ～ 100g。将桃仁捣烂如泥，加水研汁去渣，同粳米煮为稀粥。

功效：活血通经，祛痰止痛。

桃仁大黄茶

做法：桃仁 5g，大黄 1g，花茶 3g。用 200mL 开水冲泡后饮用，冲饮至味淡。

功效：泄热化瘀。

吴茱萸桃仁酒

做法：吴茱萸 9g，桃仁 10g，葱白 3 根，白酒 500mL。将吴茱萸炒焦，取桃仁去皮尖，2 味药共研细末，葱白煨熟，用酒煮上药 25 分钟；过滤去渣，置放 3 日后取用。

功效：温通血脉。

医海拾贝

- 《神农本草经》：味苦，平。主瘀血，血闭瘕邪，杀小虫。
- 《名医别录》：味甘，无毒。主咳逆上气，消心下坚，除卒暴击血，破癥瘕，通月水，止痛。
- 《本草纲目》：主血滞风痹骨蒸，肝疟寒热，鬼疰疼痛，产后血病。桃仁行血，宜连皮尖，生用。润燥活血，宜汤浸去皮尖，炒黄用。或麦麸同炒，或烧存性，各随其方。双仁者毒，不可食。

huáng jiè zǐ
黄 芥 子

别名：青菜子，芥菜子。

【诗画本草】

《役诚斋》

宋·刘过

夫子声名号浙西，作成文士欲何为。

达人胸次元无翳，芥子须弥我独知。

物华撷珍

239

黄芥子为十字花科植物芥的干燥成熟种子。黄芥子较小，直径 1～2mm。表面黄色至棕黄色，少数呈暗红棕色，研碎后加水浸湿，则产生辛烈的特异臭味。《名医别录》列芥子为上品。芥菜经过长期栽培和选育，有多种类型和变种。以种子的颜色来分，有黄芥子、白芥子和黑芥子。黄芥子多用于调味品，白芥子多药用。我国古代就有黄芥子研末配生鱼片的吃法，如汉代《礼记》中就有"芥酱鱼脍"的记载。但需要注意，用之宜有度，李时珍说："多食昏目动火、泄气伤精。"

【性味归经】辛，温。归肺经。

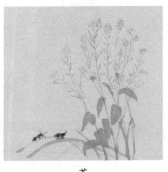

芥

【功　　效】温肺豁痰利气，散结通络止痛。

【主治病症】寒痰咳嗽，胸胁胀痛，痰滞经络，关节麻木，疼痛，痰湿流注，阴疽肿毒。

【用法用量】水煎服，3～9g。外用适量，研粉，醋调敷患处。

【注意事项】肺虚咳嗽及阴虚火旺者忌服；消化道溃疡、出血者及皮肤过敏者忌用。用量不宜过大，以免引起腹泻。不宜久煎。

药膳食疗

• 黄芥子萝卜粥

做法：黄芥子10g，白萝卜150g，大米200g。将大米洗净，白萝卜去皮后切成滚刀块。锅中水烧开，放入大米，待半熟后放入白萝卜块，煮15分钟，放入黄芥子搅匀即可。温服，每日1次。

功效：清肺祛痰，温中散寒。

医海拾贝

• 《名医别录》：主射工及疰气发无常处，丸服之；或捣为末，醋和涂之。

• 《日华子本草》：治风毒肿及麻痹，醋研敷之；扑损瘀血，腰痛肾冷，和生姜研，微暖，涂贴；心痛，酒醋服之。

• 《本草经疏》：芥禀火金之气以生……故味辛气温无毒。辛温入肺而发散，故有温中除冷，发汗辟邪，豁痰利气之功。朱震亨云：痰在胁下及皮里膜外，非芥子莫能达。古方控涎丹用之，正此义尔。

胖 大 海

pàng dà hǎi

别名：安南子，大洞果，胡大海，大发，通大海。

【诗画本草】

现代诗词

刘清玉

壮小叶落郁金尽，斑白头翁悲道穷。

续断银河未了情，胖大海远烟霜亲。

钩藤钩起思乡梦，漫步常山竟迷津。

物华撷珍

胖大海是梧桐科植物胖大海的干燥成熟种子。它的原产地在越南、泰国、马来西亚、柬埔寨等国家，多用于代茶饮，能治疗咽喉肿痛、失音等证。因其遇水即膨大成海绵状，故名胖大海。本品以粒大，无破碎者为佳。

传说在古代，有个叫朋大海的青年人，经常跟着叔父坐船从海上到安南（今越南）大洞山采药。大洞山有一种神奇的青果能治喉病，但山上有许许多多毒蛇猛兽出没，很容易丧命。朋大海深

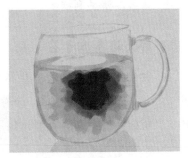

胖大海

知穷人的疾苦，他和叔父经常将采回来的药给穷人治病，少收或不收钱，因此穷人对大海叔侄非常感激。有一次叔父病了，大海一人到安南大洞山采药，几个月都不见回来，叔父病好之后，便前往安南大洞山了解缘由。叔父回来后悲叹地说："据当地人传说，去年有一个和我口音相似的青年采药时，被白蟒吃掉了。"乡亲们说他为百姓而死，大家会永远记住他，便将青果改称"朋大海"，又由于大海生前比较胖，也有人叫"胖大海"。

【性味归经】甘，寒。归肺、大肠经。

【功　　效】清热润肺，利咽开音，润肠通便。

【主治病症】肺热声哑，干咳无痰，咽喉干痛，热结便闭，头痛目赤。

【用法用量】2～3枚，沸水泡服或煎服。

【注意事项】脾虚便溏者慎服。

药膳食疗

胖大海桔梗舒咽茶

做法：胖大海9g，桔梗、生甘草各5g。将胖大海、桔梗、甘草用沸水焖泡10分钟后可饮用。代茶饮。

功效：清肺利咽。

胖大海冬瓜子茶

做法：胖大海3枚，生冬瓜子10g。将胖大海、冬瓜子用沸水冲泡20分钟。代茶饮用。

功效：清咽润喉，利湿消肿。

药食同源
手绘本草

- **麦冬胖大海利咽茶**

　　做法：麦冬、沙参、玄参、桔梗各 12g，胖大海 1 个，甘
　　　　　草、木蝴蝶各 3g。将上述 7 味药同放入大茶缸中，
　　　　　用沸水冲泡饮用。

　　功效：滋阴清热，润肺利咽。

医海拾贝

- 《本草纲目拾遗》：治火闭痘……并治一切热症劳伤吐
  衄下血，消毒去暑，时行赤眼，风火牙痛，虫积下食，
  痔疮漏管，干咳无痰，骨蒸内热，三焦火症。
- 《本草正义》：善于开宣肺气，并能通泄皮毛，风邪
  外闭，不问为寒为热，并皆主之。抑能开音治瘖，爽嗽
  豁痰。

第六章｜种子类药

苦杏仁

别名：杏仁。

244

【诗画本草】

《春居杂兴二首之一》

宋·王宇偶

两株桃杏映篱斜，妆点商山副使家。

何事春风容不得，和莺吹折数枝花。

物华撷珍

苦杏仁为山杏、西伯利亚杏、东北杏或杏的干燥成熟种子，以颗粒均匀、饱满、完整、味苦者为佳。杏仁分为甜杏仁及苦杏仁两种。我国南方产的杏仁属于甜杏仁，味道微甜、细腻，多食用，还可作为原料加入蛋糕、曲奇和菜肴中。苦杏仁主产于北方地区，带苦味，多药用，具有润肺、平喘的功效。

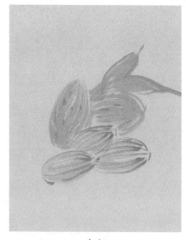

杏仁

《神仙传》记载，三国时期，吴国人董奉隐居庐山，免费为人治病。凡来乞医而治愈者，重症者令植杏五株，轻者植一株，数年计十万余株，郁然成林，自号"董仙杏林"。卖杏之钱部分作衣食，余部接济贫困，故有"杏林春暖""誉满杏林"。此后以杏林称颂医家，成了中医的代名词。

【性味归经】苦，微温；有小毒。归肺、大肠经。

【功　　效】降气止咳平喘，润肠通便。

【主治病症】咳嗽气喘，胸满痰多，血虚津枯，肠燥便秘。

【用法用量】水煎服，5～10g。入煎剂宜后下。

【注意事项】入煎剂时需要打碎，杏仁霜入煎剂时需要包煎。内服不宜过量，以免发生眩晕、心慌、恶心呕吐、腹痛腹泻等中毒症状。大便溏泻者慎用。婴儿慎用。

药膳食疗

• 苦杏仁炖雪梨

做法：苦杏仁 6g，雪梨 1 个，白砂糖 30～50g，隔水炖 1 小时。

功效：化痰止咳，清热生津，润肺平喘。

• 杏仁川贝煲鸭

做法：老鸭半只，苦杏仁、川贝各 6g，党参、熟地各 15g，加清水适量煮沸，文火煮 2～3 小时，调味食用。

功效：滋阴润肺，清热化痰。

- **杏仁扣肘**

  做法：猪肘 500g，苦杏仁 200g。猪肘去骨，沸水中煮片刻，抹上蜂蜜入热油锅炸至金黄色；加鸡汤 200mL，香菇、料酒、酱油、精盐、姜片、葱适量，入蒸笼蒸 60 分钟。

  功效：补肾气，润肠胃，生津液，解热毒。

医海拾贝

- 《药性论》：治腹痹不通，发汗，主温病。治心下急满痛，除心腹烦闷，疗肺气咳嗽，上气喘促。入天门冬煎，润心肺。可和酪作汤，益润声气。宿即动冷气。
- 《医学启源》：除肺中燥，治风燥在于胸膈。《主治秘诀》云……润肺气一也，消食二也，升滞气三也。

紫苏子

_{zǐ sū zǐ}

别名：苏子，黑苏子，赤苏，白苏，香苏，青苏子。

【诗画本草】

《贾魏公府》

宋·汪元量

湖边不见碾香车，断珥遗钿满路涂。

门迳风轻飞野马，亭台火尽及池鱼。

海棠花下生青杞，石竹丛边出紫苏。

却忆相公游赏日，三千卫士立阶除。

物华撷珍

紫苏为唇形科植物紫苏的干燥成熟果实，以粒大饱满、色灰棕、油性足者为佳。紫苏原产中国，《尔雅》中就有紫苏的记载。李时珍说："紫苏嫩时采叶，和蔬茹之；或盐及梅卤作菹食甚香，夏日作熟汤饮之。"

相传明代有位名医韩天爵，有位读书人来请韩天爵为

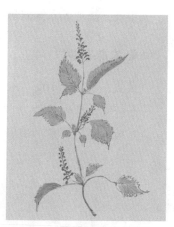

紫苏

他的父母亲看病。老人主要的症状为咳嗽，气不顺，而且有痰。因为老人年纪大了，韩天爵并不想开方，就让读书人去菜园子里采紫苏的种子，种子熬成汤后，甘美可口而且性味平和，老人喝这个药汤两剂就有效，咳嗽、吐痰症状明显减轻。

【性味归经】辛，温。归肺、大肠经。

【功　　效】降气化痰，止咳平喘，润肠通便。

【主治病症】痰壅气逆，咳嗽气喘，肠燥便秘。

【用法用量】水煎服，3～10g。

【注意事项】脾虚便溏者慎用。

药膳食疗

• 姜杏苏糖饮

做法：苦杏仁 10g，紫苏子 10g，姜 10g，红糖 10g。将苦杏仁去皮、尖，捣烂；生姜洗净切小片。苦杏仁、生姜与紫苏子一起放入砂锅，加适量清水煮20分钟，加入红糖搅匀，略煮片刻即可。

功效：疏散风寒，宣肺止咳。

• 紫苏麻仁粥

做法：紫苏子 10g，火麻仁 15g，粳米 100g。将紫苏子、火麻仁捣烂，加水研磨，滤取汁，与粳米同煮成粥。

功效：滋阴补虚，润肠通便。

药食同源 手绘本草

248

- **苏子粳米红糖水**

  做法：紫苏子 10g（捣为泥），粳米 100g，红糖适量，
  　　　同入砂锅内，加 800g 水，煮至米汤稠为度。
  功效：降气消痰，止咳平喘。

医海拾贝

- 《雷公炮制药性解》：子能开郁下气，定喘消痰。
- 《本草经解》：其（子）尤良，下降之性辛温气味尤甚也。
- 《本经逢原》：诸香皆燥，惟苏子独润，为虚劳咳嗽之
  专药。性能下气，故胸膈不利者宜之，与橘红同为除喘
  定嗽、消痰顺气之良剂。但性主疏泄，气虚久嗽，阴虚
  喘逆，脾虚便滑者，皆不可用。

bái　guǒ

白　果

别名：银杏，白果仁，灵眼，佛指甲，佛指柑，鸭脚子。

【诗画本草】

《煛 (jiǒng) 庵饷白果》

明·杨慎

霜黄鸭脚折琅玕，结实累累缀蜡丸。

好比仙家双桂树，一枝留向月中攀。

物华撷珍

白果为银杏科植物银杏的干燥成熟种子。银杏树又名公孙树，是我国特有的裸子植物，也是生物进化史上的孑遗植物。根据《本草纲目》记载："时珍曰，原生江南，叶似鸭掌，因名鸭脚。宋初始入贡，改呼银杏，因其形似小杏而核色白也。今名白果。"

传说很早以前，有一位穷人家的姑娘名叫白果，从小孤苦伶仃，12 岁就开始给财主放羊。一日她在山坡上拾到了一枚奇异的果核，宝贝似地赏玩了几天，舍不得扔掉，就把它种在了常去放羊的大刘山的一个山坳里。经过几年的精心照料，这颗种子生根发芽，很快长成了一棵参天大树，每年秋天都会结满黄澄澄的果子。一天白姑娘赶着羊群来到了这棵树下，突然接连咳嗽几十声，痰涌咽喉，吐咽不下，顿时昏迷过去。这时，从大树上飘下来一位美丽的仙女，手里拿着几颗从树上摘下的果子，取出果核，捻成碎末，一点一点地喂进白姑娘口中。片刻，白姑娘睁开眼睛，呼吸也顺畅了。白姑娘赶紧爬起来，从树上摘下许多果子，带到村里，送给患病

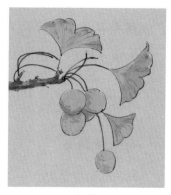

白果

的村民吃，药到病除。人们把白姑娘送的果子叫"白果"，那结满白果的大树就叫"白果树"了。从此，白果治咳喘连同白果姑娘的故事被世世代代流传了下来。

【性味归经】甘、苦、涩，平；有毒。归肺、肾经。

【功　　效】敛肺定喘，收涩止带，缩尿。

【主治病症】咳喘痰嗽，白浊带下，尿频遗尿。

【用法用量】水煎服，5～10g。外用捣烂敷于患处；或切片涂擦患处。

【注意事项】本品生食有毒。不可多用，小儿尤当注意。

药膳食疗

• **白果蒸鸡蛋**

做法：干白果仁2枚研末，将鸡蛋一端打一小孔塞入白果粉，用纸封口，口朝上，蒸熟食用。

功效：补虚收敛。适用于治疗妇女白带过多，小儿消化不良，腹泻，小儿遗尿等症。

● 白果豆皮粥

做法：白果（去壳）10 ~ 15g，豆腐皮40 ~ 50g，大米适量，同煮粥，用白糖调味食用。

功效：养消胃痰，止咳定喘。

● 白果膀胱汤

做法：猪膀胱100 ~ 200g（洗净切块），白果5枚（炒熟去壳），覆盆子10 ~ 15g，同煮汤，用适量食盐调味食用。

功效：补肝肾，缩小便。

● 白果苡仁汤

做法：白果8 ~ 12枚（去壳），薏苡仁60 ~ 100g，同煮汤，用适量白糖或冰糖调味食用。

功效：健脾利湿，止痛清热，排脓祛风。

医海拾贝

- 《本草纲目》：熟食温肺益气，定喘嗽，缩小便，止白浊；生食降痰，消毒杀虫……涂鼻面手足，去皶疱……皴皱及疥癣疳匿、阴虱。
- 《本草再新》：补气养心，益肾滋阴，止咳除烦，生肌长肉，排脓拔毒，消疮疥疽瘤。

suān zǎo rén
酸枣仁

别名：枣仁，山枣，酸枣核。

【诗画本草】

《汴河》

宋·范成大

指顾枯河五十年，龙舟早晚定疏川？
还京却要东南运，酸枣棠梨莫蓊然。

物华撷珍

酸枣仁为鼠李科植物酸枣的干燥成熟种子。秋季果实成熟时采收，将果实浸泡一宿，搓去果肉，捞出，用石碾碾碎果核，取出种子，晒干。酸枣仁气微弱，味淡，以粒大饱满、外皮紫红色、无核壳者为佳。

相传唐代永淳年间，相国寺有位名为允惠的和尚，患了癫狂症，经常妄哭妄动，

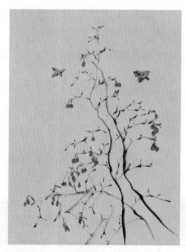

酸枣仁

狂呼奔走。半年服了许多名医的汤药，均不见好转。孙思邈用辰砂酸枣仁乳香散治之，即取辰砂一两，酸枣仁及乳香各半两，研末，调酒服下，以微醉为度，服毕令卧睡，病轻者，半日至一日便醒，病重者二三日方觉，须其自醒，病必能愈，若受惊而醒，则不能再治了。

【性味归经】甘、酸，平。归肝、胆、心经。

【功　　效】养心补肝，宁心安神，敛汗，生津。

【主治病症】虚烦不眠，惊悸多梦，体虚多汗，津伤口渴。

【用法用量】水煎服，10 ~ 15g；研末服，每次 3 ~ 5g。

【注意事项】实邪郁火及患有滑泄者慎服。

药膳食疗

● 酸枣仁粥

做法：酸枣仁 10g，生地黄 15g，粳米 100g。枣仁、地黄以水煎取汁，入粳米煮粥食。

功效：滋养安神，养阴清心。

- -

● 枣仁远志粥

做法：酸枣仁 18g，远志 10g，粳米 60g。远志、酸枣仁捣碎共煎取浓汁，粳米煮成粥，待熟时加入酸枣仁、远志汁同煮，每日晚餐趁温食用。

功效：健脑益智，宁心安神。

- ## 泥鳅酸枣仁

  做法：泥鳅 50g，酸枣仁 50g，姜、葱、黄酒、调料各适量。

  功效：补益心脾。

- ## 酸枣仁粟米粥

  做法：酸枣仁 30g，粟米 100g，蜂蜜 30g。粟米煮成稀粥，
  将熟时加入酸枣仁末，起锅后调入蜂蜜。

  功效：补益心脾。

- ## 酸枣仁饮

  做法：酸枣仁 30g，绿茶 60g，白糖 30g。酸枣仁炒香
  与茶叶共研成细末，代茶饮。

  功效：宁安神，补肾。

- ## 酸枣仁炖猪心

  做法：酸枣仁 15g，猪心 1 个，调料适量。将酸枣仁放
  入猪心内，再置于碗中，加适量水及调料，隔水
  炖约 1 小时。

  功效：养心安神，补血。

第六章　种子类药

255

医海拾贝

- 《本草拾遗》：睡多生使，不得睡炒熟。王好古：治胆
  虚不眠，寒也，炒服；治胆实多睡，热也，生用。
- 《本草再新》：平肝理气，润肺养阴，温中利湿，敛气
  止汗，益志，聪耳明目。

bái biǎn dòu
白 扁 豆

别名：火镰扁豆，峨眉豆，扁豆子，茶豆。

【诗画本草】

《白扁豆》
元·龚璛
小园闲种药，白豆近花篱。
蔓草浑相亚，酴醾 (tú mí) 不自持。
我衰方采采，秋实正离离。
幸约繁香在，平生见事迟。

物华撷珍

　　白扁豆为豆科植物扁豆的干燥成熟种子，呈扁椭圆形或扁卵圆形，表面淡白色或淡黄色，平滑，略有光泽，气微，味淡，嚼之有豆腥气。扁豆原产于印度、印度尼西亚等热带地区，约在汉晋时期引入我国，最早记载于《名医别录》中，名"藊豆"。白扁豆色白，"白露后实更繁衍，秋热便不易生"，很明显禀秋金之气较多，味甘又能入脾土，所以刘潜江认为它是土中之金，是补脾胃的良药。如参苓白术散中用到它，有凉金之气，能够右迁而降；在香薷饮中，与香薷、厚朴等同用清暑热、湿热。李时珍奉其为上宾，曰："硬壳白扁豆，其子充实，白而微黄，其气腥香，其性温平，得乎中和……故专治中宫之病，消暑除湿而解毒也。"尤其是对于夏季湿气重，感冒、消化不良、疲劳等不适，白扁豆健脾利湿效果极佳，有"夏天第一豆"的美誉。

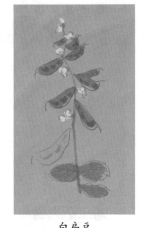

白扁豆

【性味归经】甘，微温。归脾、胃经。

【功　　效】健脾化湿，和中消暑。

【主治病症】脾胃虚弱，食欲不振，大便溏泻，白带过多，暑湿吐泻，胸闷腹胀。炒白扁豆健脾化湿，用于脾虚泄泻，白带过多。

【用法用量】水煎服，9～15g。健脾化湿、止泻止带宜炒用，和中消暑宜生用。

【注意事项】阴寒内盛者忌用。生品有小毒，不宜多食。

药膳食疗

· **白扁豆山药粥**

做法：炒白扁豆30g，新鲜铁棍山药30g，大米100g，红枣5枚。将炒白扁豆洗净后，加入适量的水浸泡，时间最好4小时以上。将铁棍山药洗净、去皮、切丁备用。把浸泡白扁豆的水用大火烧开，转小火30分钟，再加入铁棍山药、大米、红枣。大火煮沸，转小火直至粥熟。

功效：补益脾胃，和中止泻。

- **扁豆薏米脊骨汤**

  做法：炒白扁豆20g，薏苡仁20g，黄芪20g，大枣10枚，冬瓜250g，脊骨250g。脊骨洗净，放冷水煮开，撇去浮沫，炒白扁豆、薏苡仁、黄芪等洗净浸泡30分钟。上料同放入锅内，注入适量清水，大火煮沸转小火煲1～2小时，以食盐调味，便可食用。

  功效：健脾，益气，消食。

- **扁豆小米粥**

  做法：炒白扁豆50g，小米100g，粳米100g。煮到豆烂，米开花即可。早晨和晚上吃粥。

  功效：清热解毒，健脾养胃，止泻。

医海拾贝

- 《本草纲目》：硬壳白扁豆，其子充实，白而微黄，其气腥黄，其气腥香，其性温平，得乎中和，脾之谷也。入太阴气分，通利三焦，能化清降浊，故专治中宫之病，消暑除湿而解毒也。止泄痢，消暑，暖脾胃，除湿热，止消渴。

- 《本草蒙筌》：味甘，气微温……无毒。下气和中。霍乱吐逆能除，河肫酒毒并解。加十味香薷饮内，治暑殊功；佐参苓白术散中，止泻立效。花主赤白带下，曝干研末，米饮调服。

- 《景岳全书》：味甘，气温。炒香用之，补脾胃气虚，和呕吐霍乱，解河豚酒毒，止泻痢温中，亦能清暑治消渴。欲用轻清缓补者，此为最当。

yì　zhì　rén

益 智 仁

别名：益智子，摘艼子。

【诗画本草】

《本草诗》

清·赵瑾叔

岭南益智遍山丘，子向英华库内收。

知岁久传禾可卜，赠人更见粽堪投。

涩精补肾休忘用，开胃温中可速求。

却喜火中能益土，古人进食必先周。

物华撷珍

　　益智仁为姜科植物益智的干燥成熟果实，呈纺锤形或椭圆形，气芳香，味辛、微苦。以个大、饱满、气味浓者为佳。益智之名见于《南方草木状》："益智子，如笔毫，长七八分，二月花，色如莲，着实，五六月熟。味辛，杂五味中，芬芳，亦可盐曝。"古人认为"服之令人智慧，故名"。李时珍在《本草纲目》指出："脾主智，此物能益脾胃，故也。"

　　相传有个家缠万贯的员外，年过半百才得一子，

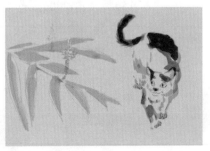

益智

取名为来福。来福自小体弱多病，头长得特别大，爱流口水，反应迟钝，行为呆滞木讷，每天都尿床。员外四处求医而不得治。一天，有个道士云游至此，说距此地几千里外有一种仙果可以治好此病，并在地上画了一幅画：一棵叶子长得像羌叶的小树，根部还长着几颗榄核状的果实。为了医好儿子，员外一路跋山涉水找到此药，返程途中因没有食物便每天吃十颗仙果充饥，却发现记性越来越好，精力也十分旺盛。来福吃完以后身体日渐强壮，后来参加了科举考试中了状元。人们为了纪念此事，将仙果取名为"状元果"，因其能益智、强智，又称为益智仁。

【性味归经】辛，温。归脾、肾经。

【功　　效】暖肾固精缩尿，温脾止泻摄唾。

【主治病症】脾胃虚寒，呕吐，泄泻，腹中冷痛，口多唾涎，肾虚遗尿，尿频，遗精，白浊。

【用法用量】水煎服，3～10g。

【注意事项】阴虚火旺者禁服。

药膳食疗

益智党参牛肉汤

做法：益智仁、陈皮、干姜各10g，党参、黄芪各15g，牛肉200g，葱段、料酒、盐各适量。将牛肉去脂，洗净，切块；将干姜拍松，益智仁、陈皮、党参、黄芪洗净；把所有原料放入锅内，加水适量，用武火煮沸后，改用文火煮2.5个小时，加盐调味即可。

功效：温脾摄涎。

• 益智仁羊肉汤

做法：益智仁 15g，山药 30g，羊肉 250g，生姜片、植物油、盐、料酒各适量。取鲜嫩羊肉，割去肥脂，洗净，切块，以料酒、姜片放入油锅爆至微焦黄、气香，取出备用；山药切条，与益智仁洗净备用；把全部材料放入锅内，加水适量，用大火烧开后文火炖 2.5 个小时，加盐等调味即可。

功效：温补肝肾，固涩止遗。

> ### 医海拾贝
>
> - 《异物志》：益智类薏苡，实长寸许，如枳椇子，味辛辣，饮酒食之佳。
> - 《南方草木状》：益智子，如笔毫，长七八分。二月花，色若莲，着实，五六月熟。味辛，杂五味中，芬芳，亦可盐暴。出交阯和浦。建安八年，交州刺史张津尝以益智棕饷魏武帝。
> - 《本草经疏》：凡呕吐由于热而不因于寒；气逆由于怒而不因于虚；小便余沥由于水涸精亏内热，而不由于肾气虚寒；泄泻由于湿火暴注，而不由于气虚肠滑，法并忌之。

hēi zhī ma
黑 芝 麻

别名：黑脂麻，巨胜子，胡麻，油麻，乌麻。

【诗画本草】

《寄胡饼与杨万州》

唐·白居易

蓬鬓荆钗世所稀，布裙犹是嫁时衣。

胡麻好种无人种，正是归时不见归。

物华撷珍

黑芝麻是脂麻科植物脂麻的种子。本品气微、味甘，有油香气，以个大、色黑、饱满、无杂质者为佳。捣碎生用或炒用。中国人吃芝麻有着悠久的历史。据史料记载，早在西汉，张骞出使西域之后，我国就有食用芝麻的记载。

相传慈禧太后年轻的时候有月经病，每次行经都感到腰胯腿膝酸沉。太医李德昌以黑芝麻为主，配上其他中药，捣碎后给慈禧贴敷。敷完后慈禧觉得症状好了很多，将此膏药方命名为"益寿膏"。现代黑芝麻依然是生活中常用的滋补佳品，经常食用不仅能补钙乌发、美容养颜、控制血压，还可以榨油成为香油、麻油成为调味佳品，亦用作中药软膏或者硬膏的基质，有生肌润燥、消痈止痛的作用。

【性味归经】甘，平。归肝、肾、大肠经。

【功　　效】补肝肾，益精血，润肠燥。

【主治病症】头晕眼花，耳鸣耳聋，须发早白，病后脱发，肠燥便秘。

【用法用量】水煎服，9～15g。

【注意事项】大便溏泻者不宜服用。

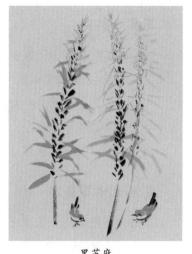

黑芝麻

药膳食疗

- **芝麻蜜糕**

  做法：用黑芝麻 100g，蜂蜜 150g，玉米粉 200g，白面 500g，鸡蛋 2 个，发酵粉 1.5g。先将黑芝麻炒香研碎，和入玉米粉、蜂蜜、面粉、蛋液、发酵粉，加水和成面团，以 35℃保温发酵 1.5～2 小时，上屉蒸 20 分钟即熟。

  功效：健胃养肝。

- **芝麻木耳茶**

  做法：生黑木耳、炒焦黑木耳各 30g，炒香黑芝麻 15g，共研末，装瓶备用。每次取 5g，沸水冲代茶饮。

  功效：凉血止血。

- **芝麻杏仁蜜**

  做法：黑芝麻 500g，炒香研末，甜杏仁 100g，捣烂成泥，与白糖、蜂蜜各 125g，共置瓷盆内，上锅隔水蒸 2 个小时，离火，冷却。每日 2 次，每次 2 ~ 4 匙，温开水化服。

  功效：补肝益肾，润肺止咳。

- **芝麻五味葛根露**

  做法：葛根 250g，五味子 125g，共入锅内，水煎 2 次，去渣合汁，同炒香的黑芝麻、蜂蜜各 250g，共置瓷盆内，加盖，隔水蒸 2 个小时，离火，冷却，装瓶。每日 3 次，每次服 1 匙。

  功效：补肾养心，凉血止血，润燥生津。

医海拾贝

- 《神农本草经》：味甘平无毒，主伤中虚羸，补五内，益气力，长肌肉，填髓脑。
- 《本草纲目》：胡麻取油以白者为胜，服食以黑者为食……钱乙治小儿痘疮变黑归肾，百祥丸，用赤脂麻煎汤送下，盖亦取其解毒耳。
- 《本草崇原》：麻乃五谷之首，禀厥阴春生之气。夫五运始于木，而递相资生。主治伤中虚羸者，气味甘平，补中土也。补五内，益气力，所以治伤中也。长肌肉，填髓脑，所以治虚羸也。

ró	dòu	kòu

肉 豆 蔻

别名：肉果，玉果。

【诗画本草】

《肉豆蔻》

清·赵瑾叔

火煨面裹必须深，肉果曾无核可寻。

最喜油脂医适用，只愁枯瘦症难临。

除将泻痢肠俱固，温却心脾冷不侵。

辛辣味多能助火，用时应是费沉吟。

物华撷珍

　　肉豆蔻是肉豆蔻科肉豆蔻的干燥种仁，原产于印尼的摩鹿加群岛和香料群岛，是全球知名的珍贵香料和药用植物。本品呈月形、卵圆形或者椭圆形，味辛，气香浓烈，以个大，体重，坚实，香气浓者为佳。肉豆蔻作为"舶来品"，始载于唐朝陈藏器编著的《本草拾遗》："肉豆蔻生胡国，胡名迦拘勒，大舶来即有，中国无之。"

　　相传五代时，南方某国有个公主，从小就体弱多病。这天又感到腹胀肚痛、腹泻难当、胃纳极差、不思茶饭。国王请遍了国内所有的名医治疗，也不见好转。夜里，公主睡觉时只觉得一阵清风徐徐吹过，一

肉豆蔻

位白衣仙子飘然而至，对公主说："公主莫慌，我就是你寝宫东面那株肉豆蔻。自从引种在这里后，公主对我百般呵护，我十分感激。现在见公主有难，前来为公主开方治病。你只要把我的果实煨熟去油，配以干姜、肉桂、人参煎服，保证药到病除。"第二天公主把梦里的场景统统告诉了国王。国王马上派人到寝宫东面去看，果然有一棵肉豆蔻，便采下果实，依法煎药。公主服了 3 剂腹泻就好了，服用了 5 剂胃口大开，身体痊愈了。

【性味归经】辛，温。归脾、胃、大肠经。

【功　　效】温中行气，涩肠止泻。

【主治病症】脾胃虚寒，久泻不止，脘腹胀痛，食少呕吐。

【用法用量】水煎服，3 ~ 10g。内服须煨制去油用。

【注意事项】湿热泻痢者忌用。

药膳食疗

• 肉豆蔻饼

做法：肉豆蔻 30g，生姜 120g，面粉 100g，红糖 100g。将肉豆蔻去壳，研为细末，绞生姜取汁，再将面粉、肉豆蔻粉、红糖，一起用生姜汁和做成小饼，然后放入平底锅烙熟。

功效：温中，健脾，消食，止泻。

• 肉豆蔻粥

做法：大米 100g，肉豆蔻 10g，姜片、盐各适量。将肉豆蔻捣碎，研成细末；把米淘洗干净入锅，先用大火烧沸，然后改用文火熬煮，煮至粥将成时，下入肉豆蔻末、姜片，搅拌均匀，再煮 5 分钟，加盐调味即可。

功效：温中止痛。

肉豆蔻烧鲫鱼

做法：鲫鱼 500g，肉豆蔻、陈皮、延胡索各 6g，姜片、葱段、料酒、酱油、盐、白糖、油、湿淀粉、味精、鸡清汤各适量。将鱼去鳞、鳃、内脏后洗净，放入沸水锅内略焯去腥味，捞出；再把肉豆蔻、延胡索、陈皮放入鱼腹内；将鸡清汤倒入锅内，用大火烧开，加入姜片、葱段、盐、鱼、料酒、白糖、酱油、猪油煮沸；改用文火煮出香味时，加少许味精，用湿淀粉勾薄芡即可。

功效：化瘀，行气，止痛。

医海拾贝

- 《本草汇言》：肉豆蔻，为和平中正之品，运宿食而不伤，非若枳实、莱菔子之有损真气也；下滞气而不峻，非若香附、大腹皮之有泄真气也；止泄泻而不涩，非若诃子、罂粟壳之有兜塞掩伏而内闭邪气也。

- 《海药本草》：主心腹虫痛，脾胃虚冷气并，冷热虚泄，赤白痢等。凡痢以白粥饮服佳；霍乱气并，以生姜汤服良。

- 《本草备要》：肉豆蔻一名肉果，燥脾涩肠。辛温气香。理脾暖胃，下气调中，逐冷祛痰，消食解酒。治积冷心腹胀痛，挟痰挟食者并宜之。中恶吐沫，小儿吐逆，乳食不下。又能涩大肠，止虚泻冷痢。初起忌用……忌铁。

fù pén zǐ
覆 盆 子

别名：覆盆，乌蔗子，小托盘，悬钩子，树莓。

【诗画本草】

《覆盆子》

宋·王右丞

灵根茂永夏，幽磴罗深丛。

晶华发鲜泽，叶实分青红。

搜寻犯晨露，采摘勤村童。

籍以烟笋箨，贮之霜筠笼。

物华撷珍

覆盆子为蔷薇科植物华东覆盆子的果实，由数个小果聚合而成，色泽鲜红晶莹，味道酸甜可口。覆盆子在我国已有两千多年的存在历史，《神农本草经》中就有记载。《本草衍义》中记录了覆盆子得名的原因："益肾脏，缩小便，服之当覆其溺器，如此取名也。"

相传葛洪一生云游四方，曾在浙东大峡谷修养身心，采药炼

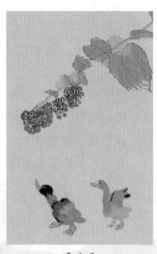

覆盆子

丹。由于太过操劳，葛洪患上了频繁起夜的毛病，而后逐渐病情加重，导致睡眠匮乏而精神不济。为此，他翻山越岭，寻找补益肝肾亏虚的良药炼制丹丸，苦苦寻觅却无甚收获。一日出行，他不留神坠入了杂草掩盖着的荆棘丛中，全身被荆棘刺得发痛。正在此时，他忽然看见这些荆条上结了许多鲜红晶莹的小果子，煞是可爱，葛洪恰好又累又渴，赶忙摘了一捧悉数吞下，滋味酸甜，很是爽口，他便多采了一些带回去。意料之外的是，当晚葛洪起夜的次数竟然明显减少，他大为惊喜。第二天便赶忙跑过去又摘了许多小红果子食用，过了一段时间，起夜的毛病竟然完全被医治好了！之后他逢人便推荐，很多人受到了益处，覆盆子的名声也传扬了出去。

【性味归经】甘、酸，温。归肝、肾、膀胱经。

【功　　效】益肾固精缩尿，养肝明目。

【主治病症】遗精滑精，遗尿尿频，阳痿早泄，目暗昏花。

【用法用量】水煎服，6～12g。

【注意事项】阴虚火旺，膀胱蕴热而小便短涩者忌用。

药膳食疗

• 白果覆盆子炖猪肚

做法：覆盆子10g，白果5枚，猪肚150g，料酒、盐、姜片、葱段各适量。将白果炒熟，去壳；猪肚用面粉揉搓，洗净，切成小块；覆盆子去杂质，洗净。将前三者放入锅内，加水1000mL，下入料酒、姜片、葱段，煮沸后改文火炖1.5个小时，加盐即可。

功效：补肝肾，缩小便。

- ## 覆盆子粥

  做法：覆盆子 15g，粳米 100g，蜂蜜适量。将米淘洗干净，用冷水浸泡半个小时，捞出，沥干水分；将覆盆子洗净，用纱布包好，扎紧袋口，放入锅中，加水适量，煮沸后再煮 15 分钟；拣去覆盆子，加入粳米，用大火烧开后改小火煮至粥成；加入蜂蜜调匀即可。

  功效：益精，固肾，缩尿。

- ## 三子核桃肉益发汤

  做法：女贞子、覆盆子、菟丝子、核桃仁各 10g，猪瘦肉 250g，姜片、葱段、料酒、盐各适量。将猪肉洗净，切成小块；核桃去壳，略捣碎；将女贞子、菟丝子、干覆盆子洗净后与前二味一同放入砂锅内，加水 1800mL，下入姜片、料酒，大火烧开后小火炖 1 个小时，去渣，加盐、葱段调味即可。

  功效：补益肝肾，益智健脑。

医海拾贝

- 《本草通玄》：覆盆子，甘平入肾，起阳治痿，固精摄溺，强肾而无燥热之偏，固精而无疑涩之害，金玉之品也。
- 《开宝本草》：补虚续绝，强阴建阳，悦泽肌肤，安和脏腑，温中益力，疗劳损风虚，补肝明目。

莲子

lián zǐ

别名：藕实，水芝丹，莲实，莲蓬子，莲肉。

【诗画本草】

《食莲子》

宋·杨万里

绿玉蜂房白玉峰，折来带露复含风。

玻璃盆面水浆底，醉嚼新莲一百蓬。

物华撷珍

莲子是睡莲科多年水生草本植物莲的成熟种子。它生长在小巧玲珑的莲蓬之中，因为外壳坚硬，古人称之为石莲子。莲子为莲的副产品，也是我国的特产之一。

莲子的药用价值，在民间流传有"四神汤"的故事。相传清朝乾隆皇帝下江南时，随行的四位大臣日夜操劳，加上舟车劳顿、水土不服，相继病倒了。面对这种情况，御医都束手无策。乾隆皇帝只得命当地官员张榜求医。不久，有一僧人前来揭榜，在把脉之后为他们开出了一首食疗的处方：用莲子、芡实、山药、茯苓等量，炖猪肚食用。并且说："四臣

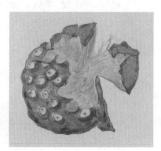

莲子

康，事必成。喝了这药汤，保准平安。"四位大臣服用后，果然很快痊愈。此后，每有官员南巡，皆以此方炖煮后服用，确有强身防病的效果。久之，此方就以"四臣汤"为名在闽南地区流传开来。此方传到台湾后，由于不识"四臣汤"的由来，加上岛内"臣"与"神"发音相近，被传为"四神汤"。《台湾风物志》中记载："台湾人很重视食补，有饮四神（臣）汤等俗。"

【性味归经】甘、涩，平。归脾、肾、心经。

【功　　效】补脾止泻，止带，益肾涩精，养心安神。

【主治病症】脾虚泄泻，带下，肾虚遗精，心悸失眠。

【用法用量】水煎服，6～15g。

【注意事项】腹部胀满及大便燥结难解者忌服。

药膳食疗

• 雪花莲子

做法：莲子 125g，鸡蛋清 125g，冰糖 100g。莲子去心，加水用旺火蒸酥备用；鸡蛋清搅打至竹筷能直立于鸡蛋清中即好。锅中加水 750g 及冰糖和莲子，烧开后放入打好的鸡蛋清，刚熟倒入汤碗中即成。

功效：补肾健脾，养心安神。

• 莲子怀山药粥

做法：莲子肉（去芯）40g，怀山药 20g，鸡内金 10g，糯米适量。同入砂锅煮成粥。

功效：健脾胃，增食欲。

- **莲子红枣桂圆羹**

  做法：莲子 30g，红枣、桂圆肉各 20g，同入砂锅加水炖
  煮，加冰糖适量调味即可。

  功效：健脾补血，养心安神。

- **莲子苡芡炖猪肚**

  做法：莲子、薏苡仁、芡实各 15g，猪肚 150g，瘦猪肉
  50g，生姜 3 片。隔水炖煮。

  功效：补益脾胃，固精养肾。

- **莲子茯苓糕**

  做法：莲子肉、茯苓、麦冬各 300g 共研成末，白糖、
  桂花适量，用水和面蒸糕。

  功效：宁心安神，健脾。

医海拾贝

- 《本草纲目》：莲之味甘，气温而性涩，禀清芳之气，
  得稼穑之味，乃脾之果也……土为元气之母，母气既和，
  津液相成，神乃自生，久视耐老，此其权奥也。昔人治
  心肾不交，劳伤白浊，有清心莲子饮；补心肾，益精血，
  有瑞莲丸，皆得此理。

- 《玉楸药解》：莲子甘平，甚益脾胃，而固涩之性，最
  宜滑泄之家，遗精、便滑，极有良效。

- 《医林纂要》：去心连皮生嚼，最益人，能除烦、止渴、
  涩精、和血、止梦遗、调寒热。煮食仅治脾泄、久痢、
  厚肠胃，而交心肾之功减矣。更去皮，则无涩味，其功
  止于补脾而已。

<ruby>芡<rt>qiàn</rt></ruby> <ruby>实<rt>shí</rt></ruby>

别名：鸡头米，鸡头莲，刺莲。

【诗画本草】

《侍郎宅泛池》

唐·徐凝

莲子花边回竹岸，鸡头叶上荡兰舟。

谁知洛北朱门里，便到江南绿水游。

物华撷珍

药食同源
手绘本草

274

芡实外形酷似鸡头，是一年生的水生草本植物，与莲同属于睡莲科，故有"水中人参"之称。芡实分布于我国南北各省，固有南北芡之分。芡实在我国有着悠久的栽培历史，南芡实以苏芡为代表，多为栽培，种仁较大且圆整，糯性，品质比较好；北芡实多为野生种，种皮薄，种仁硬，适应性强。芡实最早见于《神农本草经》，被列为上品，又名鸡头子。很多史书典籍中经常能见到它的身影，如《古今注》曾提到芡实"叶似荷而大，叶上蹙绉如沸，实有芒刺，其中如米，可以度饥"。

宋代大文豪苏东坡到老年

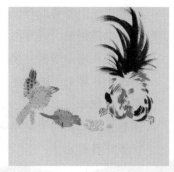

芡实

仍身健体壮，面色红润，才思敏捷，他对养生很有研究，著有《东坡养生集》等书。他的养生之道中有一条就是吃芡实，吃法颇为奇异：取刚煮熟的芡实1粒，放入口中缓缓含嚼，直至津液满口，再鼓漱几遍，徐徐咽下。他每天用此法吃芡实10～30粒，日复一日，年复一年。据说苏东坡还极喜爱吃用芡实煮成的"鸡头粥"，并称"粥既快养，粥后一觉，妙不可言也"。

【性味归经】甘、涩，平。归脾、肾经。

【功　　效】益肾固精，补脾止泻，除湿止带。

【主治病症】遗精滑精，遗尿尿频，脾虚久泻，白浊，带下。

【用法用量】水煎服，9～15g。

【注意事项】大小便不利者禁服，食滞不化者慎用。

药膳食疗

• **芡实汤**

做法：芡实30g。将芡实淘洗干净，放在锅内，加入清水。先用武火煮沸，再用文火煮熬30分钟左右，以芡实熟烂为度。当点心食用。

功效：益肾固精，止遗缩尿。

• **神仙粥**

做法：山药30g，芡实30g，韭菜30g，粳米100g。将韭菜切成细末，芡实煮熟去壳并捣碎，山药捣碎，以上三味与粳米相和，慢火煮粥。每日2次，温热服之。食粥后饮少许热酒，效果更佳。

功效：壮阳补虚，益气润肤，聪耳明目。

• 龙眼酸枣仁饮

做法：龙眼肉 10g，炒酸枣仁 10g，芡实 12g。炒酸枣仁捣碎，用纱布袋装。芡实加水 500mL，煮半小时后，加入龙眼肉和炒酸枣仁，再煮半小时。取出枣仁，加适量白糖，滤出汁液。不拘时饮，并吃龙眼肉及芡实。

功效：养血安神，益肾固精。

• 芡实煮老鸭

做法：芡实 200g，老鸭 1 只，葱、姜、蒜、盐、黄酒各适量。将鸭宰杀，去羽毛及内脏，洗净。芡实洗净，放入鸭腹内，入锅，加清水及调料。用武火烧沸后，转用文火煮 2 小时，至鸭酥烂，再加味精搅匀即成。

功效：滋阴养胃，健脾利水。

医海拾贝

- 《神农本草经》：主湿痹腰脊膝痛，补中，除暴疾，益精气，强志，令耳目聪明。
- 《本草纲目》：止渴益肾，治小便不禁，遗精，白浊，带下。
- 《本草求真》：味甘补脾，故能利湿，而使泄泻腹痛可治……味涩固肾……故能闭气，而使遗带小便不禁皆愈。

第七章

全草类药

　　全草类中药是指药用部位为草本植物新鲜或干燥的全体或地上部分的一类中药，少数为小灌木的草质茎或常绿寄生小灌木。全草类中药是临床上最常见的中药材，多具备产地多、采收时间广、即刻入药以及可用作食材的特点。因此，人们在生活中多有食用，并且创造了丰富的全草类菜品，既口感饱满，又兼具保健治疗之效。本章筛选了香薷、芫荽、薄荷、菊苣、蒲公英、鱼腥草、马齿苋、藿香、小蓟、绞股蓝这10种药食同源的全草类药，通过对这些中药的性状、人文特点进行全面分析，以深入认识这些全草类药的特征与功效，挖掘整理以全草类中药作为食材的养生保健食谱。

香薷

xiāng rú

别名：野苏麻，香茹，香草，木香薷，香荆芥，山苏子。

【诗画本草】

《咏紫金香薷》

宋·高谷成

紫金香薷望天南，南极仙杖落下凡。

心为济世挽沉疴，鹿鹤二童见亦难。

物华撷珍

香薷为唇形科植物石香薷或江香薷的带根全草或地上部分。前者习称"青香薷"，后者习称"江香薷"。夏季茎叶茂盛，花盛时择晴天采割，其气清香浓郁，味微辛而凉。香薷具有发汗解表、芳香化湿之效，颇似麻黄，在夏日多用，能发汗不伤阳、化湿不伤阴，故又称为"夏月麻黄"。

关于香薷，还有一个小故事。话说有姐弟两人，父母早亡家境贫寒。为了供弟弟读书，姐姐起早摸黑以赚取微薄的收入。怎知

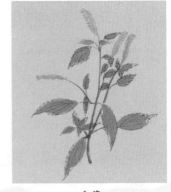

香薷

药食同源 手绘本草

278

弟弟非但不感恩，反而游手好闲，不求上进，跟小混混们到处玩乐。做姐姐的看在眼里，怒在心里，几次三番后，姐姐气得舌头出血不止，于是找到了一位住在山中的医者求治。按照《肘后备急方》的记载：服用香薷汁，日三次，可治"舌上忽出血如簪孔者"。老先生立即将新采的香薷为其服用，没想到这香薷汁一喝进去，好几天都止不住的血便止血了。

【性味归经】辛，微温。归肺、胃经。

【功　　效】发汗解表，化湿和中，利水消肿。

【主治病症】暑湿感冒，恶寒发热，头痛无汗，腹痛吐泻，水肿，小便不利。

【用法用量】水煎服，3～10g。

【注意事项】表虚自汗、阴虚有热者禁食；火盛气虚、阴虚有热者忌食；香薷与山白桃相克。

药膳食疗

• 香薷薄荷茶

做法：香薷、薄荷、淡竹叶各5g，车前草10g，水煎代茶饮。

功效：清热除烦，利尿清心。

• 香薷粥

做法：香薷10g，大米100g，白糖适量。将香薷择净，放入锅中，加清水适量，水煎取汁，加大米煮粥，待熟时调入白糖，再煮一二沸即成，每日1～2剂，连续3～5天。

功效：发汗解表，祛暑化湿，利水消肿。

- 《本草衍义补遗》：有彻上彻下之功，治水甚捷。肺得之则清化行而热自下。又云大叶香薷治伤暑，利小便。浓煎汁成膏，为丸服之，治水胀病效。《本草》言治霍乱不可阙也。

- 《本草纲目》：世医治暑病，以香薷饮为首药，然暑有乘凉饮冷，致阳气为阴邪所遏，遂病头痛发热恶寒，烦躁口渴，或吐或泻，或霍乱者，宜用此药，以发越阳气，散水和脾。若饮食不节，劳役作丧之人伤暑，大热大渴，汗泄如雨，烦躁喘促，或泻或吐者，乃劳倦内伤之证，必用东垣清暑益气汤、人参白虎汤之类，以泻火益元可也。若用香薷之药，是重虚其表而又济之以热矣。盖香薷乃夏月解表之药，如冬月之用麻黄，气虚者尤不可多服，而今人不知暑伤元气，不拘有病无病，概用代茶，谓能辟暑，真痴人说梦也。且其性温，不可热饮，反致吐逆，饮者惟宜冷服，则无拒格之患。其治水之功，果有奇效。

- 《本草经疏》：香薷，辛散温通，故能解寒郁之暑气，霍乱腹痛，吐下转筋，多由暑月过食生冷，外邪与内伤相并而作，辛温通气，则能和中解表，故主之也。散水肿者，除湿利水之功也。

yán   sui

芫荽

别名：胡荽，香菜，香荽，延荽。

281

【诗画本草】

《赠别二首》

明·龚敩

岁律催迟暮，乡心适遁潜。

子鹅春饼细，香菜晚羹甜。

物华撷珍

　　芫荽为伞形科芫荽属植物芫荽的全草与成熟的果实。本品是一年或二年生草本植物，状似芹，叶小且嫩，茎纤细，味郁香，是人们熟悉的提味蔬菜或者佐料，通称香菜。

　　据说芫荽起源于西亚到现代伊朗在内的地区，希腊人在公元前两千年就开始使

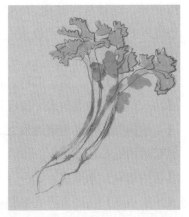

芫荽

用芫荽了，中世纪欧洲人经常用芫荽叶和籽来掩盖坏肉的臭味，至今芫荽籽还经常放入欧式香肠中。英国的伊丽莎白一世时期，芫荽籽磨粉用于调制婚礼时喝的甜酒，现在芫荽籽粉也常用于调鸡尾酒或泰式冰咖啡。汉代张骞出使西域将该物种引入中国，称为"胡荽"。五胡十六国时期，胡人出身的石勒做了后赵的开国皇帝，山西、陕西两地人为避讳，将"胡荽"改称为"香菜"。芫荽中维生素 C 的含量比普通蔬菜高得多，一般人食用 7 ～ 10g 香菜叶就能满足人体对维生素 C 的需求量，香菜中所含的胡萝卜素要比西红柿、菜豆、黄瓜等高出 10 倍多。

　　不同的人对香菜的味道可能会有不同的感受。喜欢它的人会说，它有一种清爽、柠檬或酸橙的味道，气味芬芳；而那些不喜欢它的人会对它的味道和气味有强烈的厌恶感，称之为肥皂味或腐烂味。据统计，东亚地区的人讨厌香菜的比例最高，高达 21%，欧洲人和非洲裔分别占 17% 和 14%，中东裔最少，只有 3%。研究显示，众多讨厌香菜的人体内有一种常见的遗传变异，这种基因被称为"OR6A2"，它的存在导致人们对香菜里的醛类物质特别敏感，所以，不喜欢吃香菜并不是挑食、矫情，可能是基因在作怪。

【性味归经】辛，温。归肺、胃经。

【功　　效】辛温解表，发汗透疹，理气消食。

【主治病症】本品香窜透发之力较强，平时用芳香开胃，麻疹初起时用透疹散邪。

【用法用量】水煎服，10 ～ 15g；鲜者可用 30 ～ 60g。

【注意事项】气虚者不宜多服；麻疹已透或因于热毒壅滞而不易透发者忌用。

- **香菜消积方**

  做法：香菜 50g，陈皮 10g，神曲 10g，生姜 2 片，加
  　　　清水适量，水煎取汁，每日 1 剂，连用 5 日。

  功效：健脾开胃。

- **香菜风寒汤**

  做法：香菜 20g，鲜葱 20g，生姜 5 片，洗净入锅中，
  　　　加适量清水，水煎取汁，频频饮服，每日 1 剂，
  　　　连续 3 ~ 5 日。

  功效：发汗解表。

医海拾贝

- 《嘉祐本草》：拔四肢热，止头痛，疗痧疹，豌豆疮不出，
  作酒喷之，立出。
- 《食疗本草》：令人能食。
- 《本草纲目》：胡荽辛温香窜，内通心脾，外达四肢，
  能辟一切不正之气。

薄荷

别名：银丹草，夜息香。

【诗画本草】

《题画薄荷扇》

宋·陆游

薄荷花开蝶翅翻，风枝露叶弄秋妍。

自怜不及狸奴点，烂醉篱边不用钱。

物华撷珍

薄荷为唇形科植物薄荷的干燥地上部分。薄荷多生于山野湿地，喜温暖湿润、阳光充足的地方。全株气味清新芳香，以叶多、色绿、气味浓者为佳。

在西方，薄荷很受欢迎，古希腊人或罗马人在节日里会把薄荷编成花环佩戴在身上，以清凉醒脑。在中国古代，薄荷是集观赏、药用和食用于一身的植物。汉代著名文学家扬雄的《甘泉赋》中已有汉武帝在甘泉宫内种植薄荷的记载。薄荷辛凉，有发汗解热之功，以叶煮茶，可治感冒、头痛、目赤、身热、咽炎、牙床肿痛等症。将叶揉碎敷于患处，可治神经痛、皮肤瘙痒、皮疹和湿疹等。夏季做菜吃，能祛邪毒，除劳气，解困乏，使人口气香洁，还可治痰多及各种伤风。此外，煎汤洗可治膝疮，榨汁服可祛风热及口齿诸病；捣成汁含服去舌苔苦涩；用叶塞鼻，止出血，还可治蜂蜇蛇伤等。

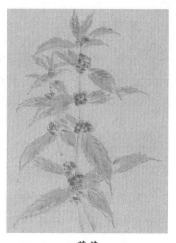

薄荷

【性味归经】辛，凉。归肺、肝经。

【功　　效】疏散风热，清利头目，利咽，透疹，疏肝行气。

【主治病症】风热感冒，风温初起，风热上攻，头痛眩晕，目赤多泪，麻疹不透，风疹瘙痒，肝郁气滞，胸胁胀闷等症。

【用法用量】水煎服，3～6g，后下。

【注意事项】阴虚者、肺虚者、孕期、哺乳期、睡前慎用。

药膳食疗

• **薄荷粥**

　　做法：鲜薄荷 30g 或干品 15g，清水 1000mL，用中火煎成约 500 mL，冷却后捞出薄荷留汁。另用150g 粳米，加水煮，待粥将成时，加入薄荷汤及少许冰糖，煮沸便可。

　　功效：清心怡神，解暑散热。

- -

• **薄荷豆腐**

　　做法：豆腐 2 块，鲜薄荷叶 50g，鲜葱 3 条，加 2 碗水煎，待煎至水减半时趁热食用。

　　功效：疏风通窍。

· 薄荷茶

做法：用薄荷适量泡茶喝。

功效：疏风，清热，利尿。

医海拾贝

- 《本草纲目》：薄荷……辛能发散，凉能清利，专于消风散热。故头痛、头风、眼目、咽喉、口齿诸病、小儿惊热及瘰疬、疮疥为要药。

- 《药品化义》：薄荷，味辛能散，性凉而清，通利六阳之会首，祛除诸热之风邪。取其性锐而轻清，善行头面，用治失音，疗口齿，清咽喉。同川芎达巅顶，以导壅滞之热。取其气香而利窍，善走肌表，用消浮肿，散肌热，除背痛，引表药入营卫以疏结滞之气。

- 《本草新编》：薄荷，不特善解风邪，尤善解忧郁，用香附以解郁，不若用薄荷解郁更神也……薄荷入肝胆之经，善解半表半里之邪，较柴胡更为轻清。

- 《本草求真》：薄荷……气味辛凉，功专入肝与肺。故书皆载辛能发散，而于头痛、头风、发热恶寒则宜，辛能通气，而于心腹恶气、痰结则治；凉能清热，而于咽喉、口齿、眼、耳、瘾疹、疮疥、惊热、骨蒸、衄血则妙。是以古方逍遥，用此以为开郁散气之具；小儿惊痫，用此以为宣风向导之能；肠风血痢，用此以为疏气清利之法……然亦不敢多用，所用不过二、三分而止，恐其有泄真元耳。

菊苣

jú jù

别名：苦苣，苦菜，卡斯尼，皱叶苦苣，明目菜，咖啡萝。

【诗画本草】

《与卞山道士饮》

宋·周文璞

采茗归来日未斜，更携苦菜入仙家。

后园同坐枯桐树，仰看红桃落涧花。

物华撷珍

菊苣是菊科植物毛菊苣或菊苣的干燥地上部分或根。夏、秋二季采割地上部分或秋末挖根，除去泥沙和杂质，晒干。分布于我国中部、东北及新疆等地，生长在田野、路旁、草地、山沟。

菊苣是一种很早有文学作品纪录的植物。其叶可调制菜品，其根含菊糖及芳香族物质，可提制代用咖啡，促进消化。早在两千多年前，古罗马诗人贺拉斯在一篇记述自己饮食的文中写下"橄榄、菊苣及冬葵是我的粮食"。在法国大革命拿破仑时期，菊苣根经过处理后开始作为掺杂物加进咖啡中，这也是今天菊苣根在英、美等地作为廉价咖啡

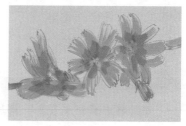

菊苣

代用品的起源。菊苣叶也是罗马食谱中一种有代表性的食品，以大蒜及红椒炒香，拌以肉类及马铃薯，突出菊苣叶的微苦口味及辛香。

【性味归经】微苦、咸，凉。归肝、胆、胃经。

【功　　效】清肝利胆，健胃消食，利尿消肿。

【主治病症】湿热黄疸，胃痛食少，水肿尿少。

【用法用量】水煎服，9～18g。

【注意事项】菊苣中含致癌烃，其含量高于其他咖啡类饮料。

药膳食疗

● **菊苣粥**

做法：菊苣 15g，粳米 50g，白糖适量。将菊苣洗净，煎取药汁 50mL。粳米淘洗干净，如常法煮至粥将成，加入菊苣药汁，再两沸，加入白糖调味即可。温热服食，分 1～2 次食用。每日 1 剂。

功效：清热利胆。

● **茄汁菊苣**

做法：菊苣 200g，番茄沙司 10g，食盐、柠檬汁、胡椒粉、白糖各适量。菊苣择洗干净控干水，放到盘中，先用食盐、白糖腌渍。番茄沙司放入小碗中，加入柠檬汁、胡椒粉调匀，与菊苣一同上桌。菜叶蘸汁食用。

功效：健胃消食。

医海拾贝

● 《新疆中草药手册》：清肝利胆。治黄疸型肝炎。菊苣三钱水煎服，并用适量煎水洗身。

pú gōng yīng

蒲 公 英

别名：黄花地丁，婆婆丁，华花郎。

【诗画本草】

《成都书事百韵》

宋·薛田

蠢动乘时先养育，菁英届候别陶甄。

地丁叶嫩和岚采，天蓼芽新入粉煎。

物华撷珍

　　蒲公英为菊科植物蒲公英、碱地蒲公英或同属数种植物的干燥全草。蒲公英的种子上有白色冠毛结成的绒球，花开后随风飘散，繁殖力很强。

　　相传，有一位待字闺中的姑娘，患了乳痈，胸部红肿痛痒，但又羞于开口。姑娘的母亲知道后，嘀咕道："一个未婚姑娘家怎么会染上奶疮呢？"姑娘有口难言，烦闷抑郁，趁午间母亲熟睡后，便来到河边欲投河自尽。当时河边正好有个姓蒲的渔翁在捕鱼，发现姑娘投河，急忙将其

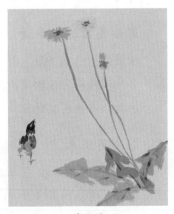

蒲公英

救起。渔翁问清姑娘自尽的缘由后，一面叹息姑娘不珍惜自己的性命，一面叫自己的女儿蒲英去后山采了一种草药，捣烂后敷在姑娘的患处，红肿症状有所缓解。姑娘欣喜，连敷一段时日后，乳痈痊愈。后来，她将治好自己乳痈的草药种在了自家房边的空地上，以纪念蒲家父女的救命之情，给这种草药起名为"蒲公英"。

【性味归经】苦、甘，寒。归肝、胃经。

【功　　效】清热解毒，消肿散结，利尿通淋。

【主治病症】疔疮肿毒，乳痈，瘰疬，目赤，咽痛，肺痈，肠痈，湿热黄疸，热淋涩痛。

【用法用量】水煎服，10～15g。或研末；或捣汁。外用适量，捣敷。

【注意事项】阳虚外寒、脾胃虚弱者忌用。

药膳食疗

- ### 蒲公英粥
  做法：蒲公英 30g，粳米 100g，煮成粥。
  功效：清热解毒，消肿散结。

- ### 蒲公英茵陈红枣汤
  做法：蒲公英 50g，茵陈 50g，大枣 10 枚，白糖 50g，将前三味熬煮，最后加入白糖制成汤。
  功效：清热利胆退黄。

- ### 蒲公英玉米汤
  做法：蒲公英 60g，玉米芯 60g，加水浓缩煎服或代茶饮。
  功效：清热利尿通淋。

- 《本草经疏》：蒲公英……味甘平，其性无毒。当是入肝入胃，解热凉血之要药。乳痈属肝经，妇人经行后，肝经主事，故主妇人乳痈肿乳毒，并宜生啖之良。

- 《本草新编》：蒲公英……至贱而有大功，惜世人不知用之。阳明之火，每至燎原，用白虎汤以泻火，未免大伤胃气。盖胃中之火盛，由于胃中之土衰也，泻火而土愈寒矣。故用白虎汤以泻胃火，乃一时之权宜，而不可恃之为经久也。蒲公英亦泻胃火之药，但其气甚平，既能泻火，又不损土，可以长服久服无碍。凡系阳明之火起者，俱可大剂服之，火退而胃气自生……但其泻火之力甚微，必须多用，一两，少亦五六钱，始可散邪补正耳。或问，蒲公英泻火，止泻阳明之火，不识各经之火，亦可尽消之乎？曰，火之最烈者，无过阳明之焰，阳明之火降，而各经余火无不尽消。蒲公英虽非各经之药，而各经之火，见蒲公英而尽伏，即谓蒲公英能泻各经之火，亦无不可也。或问，蒲公英与金银花，同是消痈化疡之物，二味毕竟孰胜？夫蒲公英止入阳明、太阴之二经，而金银花则无经不入，蒲公英不可与金银花同论功用也。然金银花得蒲公英而其功更大。

- 《医林纂要》：蒲公英点能化热毒，解食毒，消肿核，疗疔毒乳痈，皆泻火安土之功。通乳汁，以形用也。固齿牙，去阳明热也……人言一茎两花，高尺许，根下大如拳，旁有人形拱抱，捣汁酒和，治噎隔神效。吾所见皆一茎一花，亦鲜高及尺者，然以治噎隔。

鱼腥草

yú   xīng   cǎo

别名：折耳根。

【诗画本草】

《偶游石盎僧舍》

唐·杜牧

敬岑草浮光，句沚水解脉。

益郁乍怡融，凝严忽颓坼。

物华撷珍

　　鱼腥草为三白草科植物蕺菜的新鲜全草或干燥地上部分。鱼腥草一般在春夏采集，嫩根茎可食，用清水洗净后，沸水焯制可去掉苦腥味，中国西南地区人民常作蔬菜或调味品。鱼腥草的植株或地下茎部分，可作鱼腥草茶，这种茶无新鲜植株的鱼腥味，其香味类似肉桂。

　　相传宋朝熙宁六年夏季，大雨滂沱，河水猛涨，冲毁房屋，淹没农田，弄得沿岸的村民们流离失所，无家可归。雨停水退后，村民和牲畜大多患上了同一种怪病，整天腹泻。然而没有人

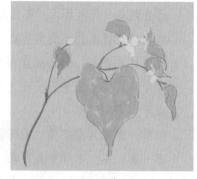

鱼腥草

知道大家到底得的是什么病，一时间人心惶惶。在芷江县新店坪镇白马滩村有一张姓青年，其全家也患上这种病，但是他家的猪没有发病，全家人觉得很奇怪。思前想后，原来他家常用房前屋后的鱼腥草喂猪。于是，全家人也试着挖鱼腥草吃。不出三天，全家人的病情大为好转。这个消息很快传开了，所有染病之人通过吃鱼腥草都把病治好了。从此，当地村民对鱼腥草珍爱有加，虽然它有股鱼腥味，但稍加处理就可做成美味的食材，或凉拌，或烹炒，或与其他食材炖煮，还有些人研磨成粉末，方便携带。

【性味归经】辛，微寒。归肺经。

【功　　效】清热解毒，消痈排脓，利尿通淋。

【主治病症】肺痈吐脓，痰热喘咳，热痢，热淋，痈肿疮毒。

【用法用量】15～25g，不宜久煎；鲜品用量加倍，水煎或捣汁服。外用适量，捣敷或煎汤熏洗患处。

【注意事项】脾胃虚寒或虚寒性病证者均忌食。

药膳食疗

• **鱼腥草拌莴笋**

做法：取鱼腥草50g，莴笋250g，大蒜、葱各10g，姜、食盐、酱油、醋、味精、香油各适量。鱼腥草摘去杂质老根，洗净切段，用开水焯后捞出，加食盐搅拌、腌渍。莴笋削皮去叶，冲洗干净，切成1寸长的粗丝，用盐腌渍、沥水。葱、姜、蒜切碎待用。将莴笋丝、鱼腥草放在盘内，加入酱油、味精、醋、葱、姜、蒜搅拌均匀，淋上香油即成。

功效：清热解毒，祛痰利湿。

绿豆海带鱼腥草汤

做法：绿豆 50g，海带 25g，鲜鱼腥草 50g（干品则 25g），红糖适量。各物分别洗净。绿豆、鱼腥草、海带浸泡，一起放入瓦煲，加清水 1250mL，武火滚沸后改文火煲至约 500mL，下红糖便可。

功效：清热解毒。

鱼腥草蒸鸡

做法：嫩母鸡 1 只（重约 1500g），鱼腥草 200g。调料：精盐、味精、胡椒粉、葱段、姜片。将鸡宰杀、去毛、内脏、脚爪洗净，放入沸水锅内焯一下，捞出洗净血污。将鱼腥草去杂洗净切段。取汤盆 1 只，放入全鸡、精盐、姜、葱、胡椒粉和适量清水，蒸至鸡熟透，再加入鱼腥草、味精，略蒸即可出锅。

功效：消炎解毒，温中益气。

药食同源
手绘本草

医海拾贝

- 《滇南本草》：治肺痈咳嗽，吐脓血，痰腥臭，解大肠热毒，疗痔疮。
- 《本草纲目》：散热毒痈肿，疮痔脱肛，断痁疾，解硇毒。
- 《医林纂要》：行水，攻坚，去瘴，解暑。疗蛇虫毒，治脚气，溃痈疽，去瘀血。

mǎ chǐ xiàn
马齿苋

别名：马齿菜，马苋菜，猪母菜，瓜仁菜，瓜子菜，长寿菜，
马蛇子菜。

【诗画本草】

《园官送菜》

唐·杜甫

苦苣刺如针，马齿叶亦繁。

青青嘉蔬色，埋没在中园。

物华撷珍

　　马齿苋为马齿苋科植物马齿苋的干燥地上部分。夏日开黄
色小花，蒴果圆锥形，自腰部横裂为帽盖状，内有多个黑色扁
圆形细小的种子。马齿苋性喜高湿，耐旱、耐涝，具向阳性，
广布全世界温带和热带地区。

　　相传在上古时代，天上有十个
太阳，大地烤裂，草木皆枯，河水
干涸，人无法生存。一名叫后羿的
勇士，擅长射箭，为了人能够生存，
他先后射落九个太阳。尚存的一个
太阳为躲避，藏在马齿苋下，后羿
没有找到。为了报答马齿苋的救命

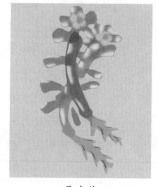

马齿苋

之恩，太阳答应在盛夏时不晒死马齿苋，反而其可开花结籽，旺盛生长，故马齿苋又有太阳草、报恩草之名。还有一个传说，一妇人脐下毒疮，腹部上下连带阴部长满大小毒疮，疼痛难忍，伴有高热。奇痒时用手搔之，脓血四溅。大小便如黄汁，饮食无味，全身虚肿，多处求治无效。后遇一医，听闻病妇嗜酒，又喜爱鱼虾，立即用水洗去污物，寻马齿苋四两左右捣汁，入青黛一两，外敷毒疮，配合内服中药，两三天后，热痛递减，病渐轻，五六天后病情又减，二十天后痊愈。

【性味归经】酸，寒。归肝、大肠经。

【功　　效】清热解毒，凉血止血，止痢。

【主治病症】热毒血痢，痈肿疔疮，湿疹，丹毒，蛇虫咬伤，便血，痔血，崩漏下血。

【用法用量】水煎服，9～15g。外用适量捣敷患处。

【注意事项】脾胃虚寒者慎用。不宜与甲鱼同食，同食可能导致消化不良、食物中毒等症。孕妇忌用。

药膳食疗

• 马齿苋粥

做法：鲜马齿苋 100g，粳米 50g，葱花 5g。将马齿苋去杂洗净，入沸水中焯片刻，捞出洗净黏液，切碎；油锅烧热，放入葱花煸香，再加入马齿苋，加精盐炒至入味，出锅待用；将粳米淘洗干净，放入锅内，加适量水煮熟，放入马齿苋煮成粥，出锅即成。

功效：清热解毒，健脾养胃。

- **马齿苋炒鸡丝**

  做法：鲜马齿苋 400g，鸡脯肉 100g，葱、姜末各 10g，蛋清 1 枚。将马齿苋洗干净，沥水备用；鸡脯肉切细丝，放碗内，加盐、味精、料酒抓匀，再放蛋清、湿淀粉抓匀；炒勺置中火上，加油烧至五成热，下入鸡丝划散，倒入漏勺沥油；炒勺置旺火上，加油烧至七成热时，煸葱、姜末，下马齿苋、料酒、清汤，炒至断生，下盐、味精、鸡丝炒匀，再放湿淀粉勾薄芡，最后淋香油，装盘即可。

  功效：健脾益胃，解毒消肿。

- **凉拌马齿苋**

  做法：马齿苋 500g，白砂糖 10g，醋 5g，香油 10g。将马齿苋洗净，切成段，然后放入开水中焯一下，放入白糖、醋、香油适量，拌匀即可。

  功效：清热解毒，止泻。

医海拾贝

- 《新修本草》：主诸肿瘘疣目，捣揩之；饮汁主反胃，诸淋，金疮血流，破血癥症癖，小儿尤良；用汁洗紧唇、面疱、马汗、射工毒涂之瘥。

- 《本草正义》：马齿苋，最善解痈肿热毒，亦可作敷药，《蜀本草》称其酸寒，寇宗奭谓其寒滑，陈藏器谓治诸肿，破痃癖，止消渴，皆寒凉解热之正治。苏恭亦谓饮汁治反胃，金疮流血，诸淋，破血癥瘕痕，则不独治痈肿，兼能消痞。苏颂谓治女人赤白带下，则此症多由湿热凝滞，寒滑以利导之，而湿热可泄，又兼能入血破瘀，故亦治赤带。濒湖谓散血消肿，利肠滑胎，解毒通淋，又无一非寒滑二字之成绩也。

藿 香

别名：枝香，排香草，野藿香。

【诗画本草】

《本草诗》

清·赵瑾叔

藿香入药叶多功，洁古东垣用颇同。

佳种自生边海外，奇香半出佛经中。

物华撷珍

藿香为唇形科植物广藿香或藿香的全草。藿香气清香，味淡，以茎枝青绿、叶多、香浓者为佳。藿香与其他具有芳香味的植物进行搭配，运用到盲人服务绿地，可以提高盲人对植物界的认识。其嫩茎叶为野味之佳品，可凉拌、炒食、炸食，也可做粥。含一片藿香叶还可消除口臭。

相传很久以前，深山里住着一户人家，哥哥与妹妹霍香相依为命。哥哥娶亲后就从军不在家了，家里只有姑嫂二人。一年夏天，天气连日闷热潮湿，嫂子因劳累中暑，突然病倒。霍香急忙把嫂子扶到床上说："咱家的后山上就有能治这种病的一种具有香味的药草。我赶快上山去把它采来给你治病。"

霍香一去就是一天，直到天黑时才跌跌撞撞回到家里。嫂子连忙下床将她扶到床上，询问缘由，才知她在采药时不慎被毒蛇咬伤了右脚，中了蛇毒。嫂子抱起霍香的右脚，想用嘴从伤口处吸出毒汁。但霍香怕嫂子中毒，死活不肯。等乡亲们将郎中找来，却为时已晚。嫂子用霍香采来的药草治好了自己的

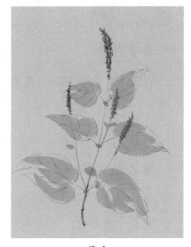

藿香

病，并在乡亲们的帮助下埋葬了霍香。为牢记霍香之恩情，嫂子便把这种有香味的药草称为"霍香"，并让大家把它种植在房前屋后、地边路旁，以便随时采用。从此"霍香"草的名声越传越广，治好了不少中暑的患者。因为是药草的缘故，久之，人们便在霍字头上加了一个"草"字头，将霍香写成了"藿香"。

【性味归经】辛，微温。归脾、胃、肺经。

【功　　效】芳香化湿，和中止呕，发表解暑。

【主治病症】治感冒暑湿，寒热，头痛，胸脘痞闷，呕吐泄泻，疟疾，痢疾，口臭。

【用法用量】内服：水煎服，3～10g；或入丸、散。外用：煎水含漱；或烧存性研末调敷。

【注意事项】阴虚者禁服。

药膳食疗

- **藿香叶羹**

  做法：藿香叶 500g，葱白少许。以豆豉汁煮，调和作羹。空腹食。

  功效：散热除烦。

- **藿香佩兰茶**

  做法：藿香 9g，佩兰 9g，茶叶 6g。以沸水冲泡。代茶。

  功效：解暑热，止吐泻。

- **藿香生姜汤**

  做法：鲜藿香 50g，生姜、红糖各 15g。藿香洗净，切成短节，生姜洗净，切成薄片，将姜片、藿香、红糖同入沸水中，熬 3 ~ 5 分钟，滤渣取汁。温服。

  功效：解表和胃，止呕。

医海拾贝

- 《本草述》：散寒湿、暑湿、郁热、湿热。治外感寒邪，内伤饮食，或饮食伤冷湿滞，山风瘴气，不伏水土，寒热作疟等症。
- 《本草再新》：解表散邪，利湿除风，清热止渴。治呕吐霍乱，疟，痢，疮疥。梗：可治喉痹，化痰、止咳嗽。
- 《本草图经》：藿香，岭南郡多有之，人家亦多种植。二月生苗，茎梗甚密，作丛。叶似桑而小薄。六月、七月采之，暴干，乃芳香，须黄色，然后可收。

小 蓟
xiǎo jì

别名：刺儿菜，曲曲菜，青青菜，荠荠菜，刺角菜，小鸡角刺，小牛扎口，野红花。

【诗画本草】

《收麦呈王松龄秀才》

宋·晁补之

晁庄寂莫依东山，王庄负郭容往还。

东山刺蓟深一尺，负郭家近饶盘餐。

物华撷珍

小蓟为菊科植物刺儿菜的干燥地上部分（带花全草），根状茎亦可入药。夏、秋二季花开时采割，除去杂质，晒干。本品生于山坡、河旁或荒地、田间，分布于除广东、广西、云南、西藏外的全国各地。

小蓟在陕西地区是一种非常古老的食物，具有独特而厚重的人文意义。有的陕西人在供奉祖先时会将小蓟及其制品放在祭祀台上，将缅怀与尊敬

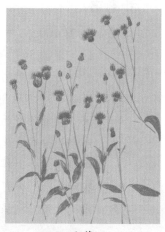

小蓟

的感情寄托于这曾陪伴了祖先生活的食材上。现如今小蓟的食用方式已经变得愈发精致。厨师们将其中鲜嫩的部分摘出来，热水烫焯，裹上面，过油炸，然后调上花椒和香油，无论是拌面或是炒菜，都带着自然的清甜味儿，滋味美妙。在我国古典文化中，小蓟的身影也时常出现。"苏门四学士"之一的晁补之就曾作诗《收麦呈王松龄秀才》，其中的"刺蓟"说的便是小蓟，诗文中也表述了小蓟成为盘中餐让食用野菜这件事颇有一种世外桃源、怡然自得的生活情趣。

【性味归经】甘、苦，凉。归心、肝经。

【功　　效】凉血止血，散瘀解毒消痈。

【主治病症】血热吐血，衄血，尿血，血淋，便血，崩漏，外伤出血，痈肿疮毒。

【用法用量】水煎服。内用：全草 5 ~ 12g，根状茎（鲜品）50 ~ 100g。外用：鲜品适量，捣烂敷患处。

【注意事项】脾胃虚寒而无瘀滞者忌服。

药膳食疗

● **小蓟粥**

做法：小蓟 100g，粳米 100g，大葱 3g，盐 2g，味精 1g，香油 3g。将小蓟清洗干净之后放入沸水中焯一下，然后用凉水浇一下，切成细细的丝。粳米洗干净之后用冷水浸泡 30 分钟左右，捞出沥干。在准备好的砂锅中加入粳米和冷水，大火煮沸之后改成小火，粳米快熟的时候加入小蓟。在即将煮沸的时候加入盐、味精调味。最后加入葱花和香油，即可食用。

功效：消炎止痛，利尿消肿。

- ## 黄豆刺儿菜羹

  做法：黄豆150g，小蓟（刺儿菜）150g，葱花、精盐、味精、食油各适量。将小蓟清洗干净之后放入沸水中焯一下，然后用凉水浇一下，切成小段。将泡发后的黄豆打磨成浆。烧热油锅，放入葱花爆香，紧接着依次放入刺儿菜、精盐。翻炒入味之后把豆浆倒入锅中，烧至沸腾。出锅前加入味精调味。

  功效：消肿解毒。

医海拾贝

- 《食疗本草》：取菜煮食之，除风热。根，主崩中，又女子月候伤过，捣汁半升服之。金疮血不止，挼叶封之。夏月热，烦闷不止，捣叶取汁半升服之。
- 《本草拾遗》：破宿血，止新血，暴下血，血痢（"痢"一作"崩"），金疮出血，呕吐等，绞取汁温服；作煎和糖，合金疮及蜘蛛蛇蝎毒，服之亦佳。
- 《本草经疏》：不利胃弱泄泻及血虚极、脾胃弱不思饮食之证。

绞 股 蓝

别名：七叶胆，小苦药，公罗锅底。

【诗画本草】

《绞股蓝》

现代·御苑春晖

竹林深处溪流边，背阴生长舞翩跹。

浑身富含维生素，壮阳滋阴用水煎。

物华撷珍

绞股蓝为葫芦科植物绞股蓝的全草。秋季采收，晒干。花期7～8月，果期9～10月。生于山间阴湿处。主产于安徽、浙江、江西、福建、广东、贵州。现各地多有栽培。

绞股蓝在民间的应用有悠久的历史。在明代，绞股蓝被称为"神奇的长生不老仙草"，在当代被称为"超人参""第二人参"，主要用于消炎镇痛、清热解毒、止咳祛痰、延年益寿等。随着科学技术的发展，绞股蓝的药理作用不断被发现，现代临床将绞股蓝广泛应用于治疗高脂血症、高血压、糖尿病、脂肪肝等，预防心脑血管疾病，辅助治疗癌症、失眠、便秘等，且没有副作用。绞股蓝在日本被称为"福音草"，在美国被称为"绿色金子"，在新加坡、马来西亚等东南亚国家被称为"健美女神""百病克星"和"抗癌新秀"，是在全世界倍受欢迎的"仙草"。

【性味归经】甘、苦，寒。归脾、肺经。

【功　　效】益气健脾，化痰止咳，清热解毒。

【主治病症】痰热咳喘，热毒疮痈，癌肿。

【用法用量】水煎服，10 ～ 20g；亦可泡服。

【注意事项】脾胃虚寒者慎用。

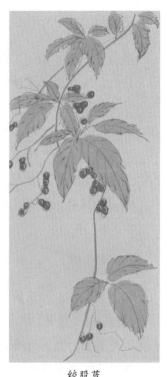

绞股蓝

药膳食疗

- **绞股蓝金盏茶**

　　做法：绞股蓝 3g，金盏花 2 朵。将绞股蓝、金盏花开水 200mL 冲泡，代茶饮。

　　功效：解毒。

• 绞股蓝粥

做法：绞股蓝 10g，粳米 100g。将绞股蓝清洗干净之后放入沸水中焯一下，然后凉水浇一下，切碎。粳米洗干净之后，用冷水浸泡 30 分钟左右，捞出沥干。在准备好的砂锅中加入粳米和冷水，大火煮沸之后改成小火，粳米快熟的时候加入绞股蓝。煮沸即可食用。

功效：清热，解毒，补虚。

医海拾贝

• 《救荒本草》：绞股蓝，生田野中，延蔓而生，叶似小蓝叶，短小较薄，边有锯齿，又似痢见草，叶亦软，淡绿，五叶攒生一处，开小花，黄色，亦有开白花者，结子如豌豆大，生则青色，熟则紫黑色，叶味甜。

第八章

动物类及藻菌类药

　　动物类中药是指用动物的整体或某一部分、动物的生理或病理产物、动物的加工品等供药用的一类中药。藻菌类中药指以藻类或菌类入药的一类中药。"何罗之鱼，食之已痈。""青耕之鸟，可以御疫。"我国动物类中药历史悠久、种类繁多，具有多种药用价值。如虫类药多偏寒凉，味多咸、甘，性多沉降，虫类药乃血肉之品、有情之物，性喜攻逐走窜，通经达络，搜剔疏利，无处不至；又和人类的体质比较接近，容易吸收和利用。藻类药材多性寒，味苦、咸，具有软坚散结、利水、消痰之功效。菌类药物则临床应用广泛。既有性平，味微甘，具补气安神，止咳平喘，清热消炎之功效的灵芝、云芝；又有性平，味甘、淡，具利水渗湿、健脾和胃、宁心安神之功效的茯苓、猪苓。动物及藻菌类更是作为重要的食材出现在人们生活之中，其不仅制成汤品、粥类，更可以作为一道餐桌上的佳肴。本章筛选了乌梢蛇、茯苓、鸡内金、昆布、灵芝、牡蛎、蜂蜜、阿胶、鳖甲这9种药食同源的动物及藻菌类药进行展示，以期对于这些动物及藻菌类药物的功效及价值更加深入地了解，在日常生活中更好地加以使用。

乌 梢 蛇

别名：乌蛇，乌花蛇，剑脊蛇，黑风蛇，黄风蛇，剑脊乌梢蛇。

药食同源 手绘本草

【诗画本草】

《灵蛇见少林寺》

唐·李绅

琐文结绶灵蛇降，蜿屈螭盘顾视闲。
鳞甃翠光抽璀璨，腹连金彩动弯环。
已应蜕骨风雷后，岂效衔珠草莽间。
知尔全身护昆阆，不矜挥尾在常山。

物华撷珍

　　乌梢蛇为游蛇科动物乌梢蛇的干燥体。多于夏、秋二季捕捉，剖开蛇腹或先剥去蛇皮，留头尾，除去内脏，盘成圆盘状，干燥。本品卷成圆盘状，盘径约 16cm，表面黑褐色或绿褐色，被菱形鳞片，无光泽。

　　《朝野佥载》记载了一个故事：有个商州人得了麻风病，家里人都嫌弃他，只好给他盖了个茅草屋住。有一次，一条乌蛇掉进了他的酒坛里，他不知道，就喝了酒。结果，他的病慢慢好了，后来他发现酒坛里有蛇骨，才明

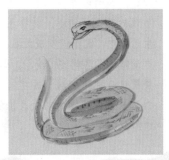

乌梢蛇

白是怎么回事。可见乌梢蛇有治麻风病的功效。

【性味归经】甘，平。归肝经。

【功　　效】祛风，通络，止痉。

【主治病症】风湿顽痹，麻木拘挛，中风口眼㖞斜，半身不遂，小儿惊风，破伤风，痉挛抽搐，麻风，疥癣。

【用法用量】水煎服，6～12g；研末，每次2～3g；或入丸剂，酒浸服。外用适量。

【注意事项】血虚生风者慎服。

药膳食疗

• **乌蛇酒**

做法：乌梢蛇适量，白酒适量，以能淹过蛇体为度，浸泡10～15日。每日服10mL。

功效：祛风湿，通经络，解毒。

• **乌蛇汤**

做法：乌梢蛇1条，切片煮汤。加猪脂、盐、姜少许调味，饮汤吃肉。

功效：祛风除湿，解毒。

医海拾贝

• 《本草经疏》：风者百病之长，善行而数变。蛇性走窜，亦善行而无处不到，故能引诸风药至病所，自脏腑而达皮毛也。

• 《开宝本草》：主中风湿痹不仁，筋脉拘急，口面歪斜，半身不遂，骨节疼痛，大风疥癞及暴风搔痒，脚弱不能久立。

fú líng
茯苓

别名：茯菟，松腴，不死面，松薯，松木薯，松苓。

【诗画本草】

《纵笔·百尺松根结茯苓》

宋·陆游

百尺松根结茯苓，千年长养似人形。

谁知金鼎烹初熟，恰值山翁醉欲醒。

物华撷珍

茯苓为多孔菌科真菌茯苓的菌核。通常栽后 8 ~ 10 个月茯苓成熟，其成熟标志为苓场再次出现龟裂纹，扒开观察菌核表皮颜色呈黄褐色，未出现白色裂缝，即可收获。选晴天挖出后去泥沙，堆在室内盖稻草发汗，等水气干了，苓皮起皱后削去外皮，干燥。

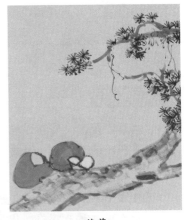

茯苓

历代医家、道家，特别是养生家对茯苓特别重视。《神农本草经》记述："久服安魂养神，不饥延年。"魏晋时期，服茯苓以求长生已经蔚然成风，陶弘景辞官隐退后，梁武帝每月赐茯苓五斤，白蜜二斤，以供服食。相传成吉思汗在中原作战，遇阴雨数月，大部分将士得了风湿，眼看兵败，听闻有几个战士偶食茯苓而风湿痊愈。成吉思汗大喜，急忙派人到罗田弄来一批茯苓，战士们食而病愈，最终赢得了这场战争的胜利。可见茯苓的药用价值之大。

【性味归经】甘、淡，平。归心、肺、脾、肾经。

【功　　效】利水渗湿，健脾，宁心安神。

【主治病症】水肿尿少，痰饮眩悸，脾虚食少，便溏泄泻，心神不安，惊悸失眠。

【用法用量】水煎服，10～15g。

【注意事项】阴虚而无湿热、虚寒滑精、气虚下陷者慎服。

药膳食疗

• 茯苓饼

做法：白茯苓、大米粉、白砂糖各250～500g。先将白茯苓研细粉，再将白茯苓粉、大米粉、白砂糖倒入面盆搅匀，加水调成糊状，用平底锅，以微火摊成薄煎饼。

功效：健脾益气。

- **茯苓栗子粥**

  做法：茯苓 15g，板栗 15 枚，粳米 100g。板栗去外壳
  　　　及外皮，与洗净的茯苓、粳米一同放入砂锅，加
  　　　适量水，大火煮沸，小火熬煮成粥。

  功效：健脾补肾，渗湿止泻。

- **茯苓菊花煲瘦肉**

  做法：茯苓 15g，干菊花 10g，瘦肉 500g，生姜 5 片。
  　　　先将瘦肉洗净切块，焯去血水，清水下锅，烧开后，
  　　　放入茯苓和生姜片，煮 20 分钟，转小火熬 1 小时，
  　　　然后放入菊花，再煲 20 分钟，调入食盐即成。

  功效：益脾和胃，宁心安神。

医海拾贝

- 《汤液本草》：茯苓，伐肾邪，小便多，能止之，小便涩，
  能利之，与车前子相似，虽利小便而不走气。酒浸与光
  明朱砂同用，能秘真。

- 《本草衍义补遗》：茯苓，仲景利小便多用之，此暴新
  病之要药也，若阴虚者，恐未为相宜。

- 《本草正》：能利窍去湿，利窍则开心益智，导浊生津；
  去湿则逐水燥脾，补中健胃；祛惊痫，厚肠脏，治痰之本，
  助药之降。以其味有微甘，故曰补阳。但补少利多，故
  多服最能损目，久弱极不相宜。若以人乳拌晒，乳粉既多，
  补阴亦妙。

- 《医学启源》：除湿益燥，利腰脐间血，和中益气为主。
  治……溺黄或赤而不利。

鸡内金

jī nèi jīn

别名：鸡肫胵，鸡肫皮，鸡黄皮，鸡合子，鸡中金，化石胆，化骨胆。

【诗画本草】

《鸡》

唐·崔道融

买得晨鸡共鸡语，常时不用等闲鸣。

深山月黑风雨夜，欲近晓天啼一声。

物华撷珍

313

鸡内金为雉科动物鸡的沙囊内膜。全年均可采收，将鸡杀死后，立即取出砂囊，剥下内膜，洗净，晒干。本品呈不规则囊片状，略卷曲，表面黄色、黄绿色或黄褐色，薄而半透明，有明显的条棱状波纹。质脆，易碎，断面角质样，有光泽。气微腥，味微苦。鸡内金用于消化不良、遗精盗汗等症，效果极佳。

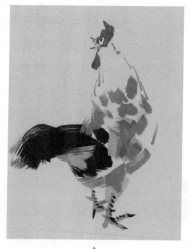

鸡

民国时期，沈阳有一位 30 岁的青年叫龚庆龄，感觉胃脘有硬物堵塞多年，胀满不适，不欲饮食。听说张锡纯在沈阳建立了中国第一家中医院，便去张锡纯的中医院看病。张锡纯给他诊脉，其脉象沉而微弦，右手尤甚。张锡纯认为他这是胃中有积，于是开了方子：鸡内金一两，生酒曲五钱。龚庆龄服了几剂以后，堵塞感全消，可见鸡内金消积导滞之力甚强。

【性味归经】甘，平。归脾、胃、小肠、膀胱经。

【功　　效】健胃消食，涩精止遗，通淋化石。

【主治病症】食积不消，呕吐泻痢，小儿疳积，遗尿，遗精，石淋涩痛，胁痛。

【用法用量】水煎服，3 ~ 10g；研末服，每次 1.5 ~ 3g。

【注意事项】脾虚无积者慎用。

药膳食疗

• 鸡内金肉清汤

做法：鸡内金 7g，鸡脯肉 50g，清汤面皮 20 张，鸡蛋黄 1 个，鸡脯肉斩成茸装碗内，加甜酒汁、鸡蛋黄、精盐、味精、胡椒粉、鸡内金粉搅拌均匀，取清汤皮子将馅心包入，投入沸水中煮熟，捞出装入调好味的鸡汤中即成。

功效：健脾消食，止遗尿。

- **山药鸡内金粥**

  做法：山药 30g，鸡内金 15g，山楂 15g，粟米 120g。把全部用料一齐放入锅内，加清水适量，小火煮成粥，调味即可随量食用。

  功效：健脾开胃，消食导滞。

- **桑枝鸡内金瘦肉汤**

  做法：猪瘦肉 120g，鸡内金 8g，桑椹 15g，桑枝 20g。瘦肉洗净下煲，各料共置瓦煲，加水 6 碗，煲 2 小时出味，去药渣，即可饮用。

  功效：补虚乌发滋阴。

医海拾贝

- 《本草经疏》：肫是鸡之脾，乃消化水谷之所。其气通达大肠、膀胱二经。有热则泄痢遗溺，得微寒之气则热除，而泄痢遗溺自愈矣。烦因热而生，热去故烦自止也。今世又以之治诸疳疮多效。

- 《要药分剂》：小儿疳积病，乃肝脾二经受伤，以致积热为患。鸡肫皮能入肝而除肝热，入脾而消脾积，故后世以此治疳病如神也。

- 《本草纲目》：治小儿食疟，疗大人 (小便) 淋漓、反胃，消酒积，主喉闭、乳蛾，一切口疮，牙疳诸疮。

kūn bù
昆 布

别名：纶布，海昆布。

【诗画本草】

《杂事诗·紫带青条择海苔》

清·黄遵宪

紫带青条择海苔，如云昆布翠成堆。

珊瑚七尺交柯好，合与王家斗富来。

物华撷珍

　　昆布为海带科（昆布科）植物昆布及翅藻科植物黑昆布、裙带菜的叶状体。夏、秋采收，由海中捞出，晒干。卷曲折叠成团状，或缠结成把。全体呈黑褐色或绿褐色，表面附有白霜。

　　从前海边住着一个渔夫，他和妻子非常恩爱，后来妻子怀了孕，孩子生下来之后，妻子的肚子却疼得厉害，孩子又没有奶吃。渔夫到处请医求药，妻子总算保住了一条命，可是奶水却不多。又过了几年，渔夫的妻子再次怀孕。一天，渔夫见鲸鱼生产后吃了大量昆布，排出了污血，深受启发，便采了满满一船昆布。不久，第二个孩子生下来了，渔夫煮了一大碗昆布让妻子吃下去。妻子吃下昆布以后，瘀血很快便排下来了，肚子也不疼了，乳汁也下来了。这可见昆布的软坚散结之作用。

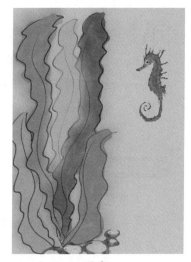

昆布

【性味归经】咸，寒。归肝、胃、肾经。

【功　　效】消痰软坚散结，利水消肿。

【主治病症】瘿瘤，瘰疬，睾丸肿痛，痰饮水肿。

【用法用量】水煎服，6～12g。

【注意事项】脾胃虚寒者忌服。

> ### 药膳食疗

- ## 昆布粥

  做法：昆布 15g，粳米 100g，猪瘦肉适量，同煮粥，用适量食盐（或白糖）调味食用。

  功效：软坚，降压，利尿。

- ## 糖渍昆布

  做法：昆布 500g，洗净切小块，煮熟后捞出，加白糖 250g 拌匀，腌渍 1 日后即可食用。每日 2 次，每次食用 50g。

  功效：软坚散结。

- **昆布冬瓜薏米汤**

  做法：昆布 30g，冬瓜 100g，薏苡仁 10g，同煮汤，用
  　　　适量白糖调味食用。
  功效：清暑解热，利湿健脾。

医海拾贝

- 《本草经疏》：昆布，咸能软坚，其性润下，寒能除热
  散结，故主十二种水肿、瘿瘤聚结气、瘘疮。东垣云：
  瘿坚如石者，非此不除，正咸能软坚之功也。详其气味
  性能治疗，与海藻大略相同。
- 《药性论》：利水道，去面肿，去恶疮鼠瘘。
- 《食物本草》：裙带菜，主女人赤白带下，男子精泄
  梦遗。

líng zhī

灵 芝

别名：三秀，灵芝草，木灵芝，赤芝，万年蕈。

【诗画本草】

《寄天台道士》

唐·孟浩然

海上求仙客，三山望几时。

焚香宿华顶，裹露采灵芝。

屡践莓苔滑，将寻汗漫期。

倘因松子去，长与世人辞。

物华撷珍

　　灵芝为多孔菌科真菌灵芝或紫芝的干燥子实体。本品外形呈伞状，皮壳坚硬，黄褐色至红褐色，具有环状棱纹和辐射状皱纹。气微香，味苦涩。灵芝一般生长在湿度高且光线昏暗的山林中，主要生长在腐树或是其树木的根部。

　　《神农本草经》将灵芝列为

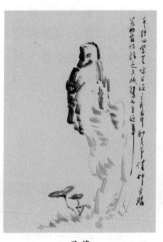

灵芝

上品，记载其有紫、赤、青、黄、白、黑六种。流传至今、脍炙人口的《白蛇传·盗仙草》，生动地描述了白素贞上仙山盗来灵芝仙草，许仙吃后便"死而复生"。这个传说反映了古人认为灵芝是不可多得的还魂仙草；同时也可看出古人早就知道灵芝能救危急患者，起"死"回生。现代临床应用灵芝抢救惊厥昏迷者，这与灵芝有明显的强心作用有关。

【性味归经】甘，平。归心、肺、肝、肾经。

【功　　效】补气安神，止咳平喘。

【主治病症】心神不宁，失眠心悸，肺虚咳喘，虚劳短气，不思饮食。

【用法用量】水煎服，15～30g；研末，2～6g；或浸酒。

药膳食疗

320

● **灵芝鹌鹑蛋汤**

做法：鹌鹑蛋 12 个，灵芝 60g，红枣 12 个，将灵芝洗净，
　　　切成细块；红枣 (去核) 洗净；鹌鹑蛋煮熟，去壳。
　　　把全部用料放入锅内，加清水适量，武火煮沸后，
　　　文火煲至灵芝出味，加白糖适量，再煮沸即成。

功效：补血益精养颜。

灵芝莲心百合瘦肉汤

做法：灵芝 6g，莲子 30g，百合 30g，瘦肉 200g。将灵芝洗净，切成细块；莲子去芯；瘦猪肉切丁。把全部用料放入锅内，加清水适量，武火煮沸后，文火煲至灵芝出味，加白糖适量，再煮沸即成。

功效：安神健脾，清肺止咳。

医海拾贝

- 《神农本草经》：（赤芝）主胸中结，益心气，补中，增智慧不忘。久食轻身不老延年神仙。（紫芝）主耳聋，利关节，保神，益精气，坚筋骨，好颜色。久服轻身不老延年。
- 《本草经集注》：紫芝疗痔。
- 《新修本草》：赤芝安心神。
- 《本草纲目》：（紫芝）疗虚劳。
- 《中国药用植物图鉴》：治神经衰弱、失眠、消化不良等慢性疾病。
- 《全国中草药汇编》：滋养强壮。主治头晕，失眠，神经衰弱，高血压病，血胆固醇过高症，肝炎，慢性支气管炎，哮喘，矽肺，风湿性关节炎；外用治鼻炎。

mǔ lì
牡 蛎

别名：左牡蛎，海蛎子壳，左壳。

322

【诗画本草】

《题金龟山如画轩四首》

宋·潘朝英

春潮暮落海门山，百艇齐飞牡蛎滩。

分得鱼暇归野市，满江鸥鹭夕阳间。

物华撷珍

　　牡蛎为牡蛎科动物长牡蛎、大连湾牡蛎或近江牡蛎的贝壳。呈不规则的卵圆形、三角形或长圆形，大小不等，外表灰色、浅灰棕色或灰蓝色，呈层状，并有弯曲的粗糙层纹。壳内面多为乳白色，平滑而有光泽。一般左壳较右壳厚而大，以个大、整齐、里面光洁者为佳。

　　牡蛎也就是我们现在说的生蚝，是一种很古老的食物。牡蛎壳在世界各地的多个旧石器时代遗址被发现。古罗马时代，牡蛎就是美食的代表，人们通常生吃，

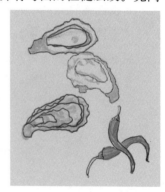

牡蛎

有时佐以动物内脏和葡萄酒。凯撒大帝特别爱吃不列颠岛和法国高卢的生蚝，认为它能补充精力。我国汉代就已经有养殖生蚝的记载。唐朝刘恂《岭表录异》记载了食蚝的方法："海夷卢亭往往以斧揳取壳，烧以烈火，蚝即启房。挑取其肉，贮以小竹筐，赴墟市以易酒。肉大者，腌为炙；小者，炒食。肉中有滋味。食之即能壅肠胃。"人们把大蚝用盐、糖、酱、酒等浸渍加工制成蚝豉，小蚝就炒来吃。宋代的苏轼也喜欢食蚝，其在《食蚝》中说："己卯冬至前二日，海蛮献蚝。剖之，得数升。肉与浆入水，与酒并煮，食之甚美，未始有也。"宋代还有用牡蛎粉治疗大汗不止的故事。《太平惠民和剂局方》中的牡蛎散由牡蛎、黄芪、麻黄根组成，是治疗体虚自汗、盗汗证的有效方剂。

【性味归经】咸，微寒。归肝、胆、肾经。

【功　　效】潜阳补阴，重镇安神，软坚散结，收敛固涩，制酸止痛。

【主治病症】肝阳上亢，眩晕耳鸣，瘰疬痰核，癥瘕痞块。煅牡蛎收敛固涩，用于自汗盗汗，遗精滑精，崩漏带下，胃痛吞酸。

【用法用量】水煎服，9～30g，先煎。潜阳补阴、重镇安神、软坚散结生用，收敛固涩、制酸止痛煅用。

【注意事项】本品多服久服，易引起便秘和消化不良。

药膳食疗

• 猪肉牡蛎汤

做法：牡蛎肉100g，猪瘦肉100g，切薄片，拌少许淀粉，放开水中煮沸至熟，略加食盐调味，吃肉饮汤。

功效：补益气血。

- **麦冬牡蛎烩饭**

  做法：麦冬20g，水煎去药渣，加入牡蛎肉200g，煮熟后，放入适量大米饭拌匀，煮成泡饭，用油、盐、香菇、芹菜、香葱调味食用。

  功效：滋补强壮。

- **健胃牡蛎汤**

  做法：牡蛎肉30g，香菇20g，枸杞子15g，米酒20g，生姜丝15g。将锅倒入食油，七成热时，入牡蛎肉翻炒数下，再倒入米酒，加适量水，放入枸杞子、生姜丝、香菇、盐，煮沸后，改小火再煮20分钟，放味精、胡椒粉调味即可食用。

  功效：扶正补虚。

医海拾贝

- 《汤液本草》：入足少阴，咸为软坚之剂，以柴胡引之，故能去胁下之硬；以茶引之，能消结核；以大黄引之，能除股间肿；地黄为之使，能益精收涩、止小便，本肾经之药也。
- 《神农本草经》：主伤寒寒热，温疟洒洒，惊恚怒气，除拘缓鼠瘘，女子带下赤白。久服强骨节。
- 《药性论》：主治女子崩中。止盗汗，除风热，止痛。治温疟。又和杜仲服止盗汗。病人虚而多热，加用地黄、小草。

<ruby>蜂<rt>fēng</rt></ruby> <ruby>蜜<rt>mì</rt></ruby>

别名：石蜜，石饴，食蜜，蜜，白蜜，白沙蜜，蜜糖，沙蜜，
蜂糖。

【诗画本草】

《题·隐君像》

元·龚璛

挂冠供白蜜，无药得黄金。

至竟山中相，松风庭院深。

物华撷珍

　　蜂蜜为蜜蜂科动物中华蜜蜂或意大利蜜蜂所酿的蜜糖。蜂蜜采收多在春、夏、秋季进行。取蜜时先将蜂巢割下，置于布袋中，将蜜挤出。新式取蜜法是将人工蜂巢取出，置于离心机内，把蜜摇出过滤，除去蜂蜡和碎片及其他杂质即可。本品为半透明、带光泽、浓稠的液体，白色至淡黄色或橘黄色至黄褐色，放久或遇冷渐有白色颗粒状结晶析出。气芳香，味极甜。蜂胶为蜜蜂科动物中华蜜蜂等修补蜂巢所分泌的黄褐色或黑褐色的黏性物质。在温暖季节，每隔 10 天左右

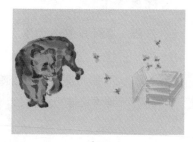

蜂蜜

开箱检查蜂群时刮取，刮取后紧捏成球形，包上一层蜡纸，放入塑料纸袋内，置阴凉处贮藏。

医圣张仲景年少时随同乡张伯祖学医。一天，来了一位唇焦口燥、高热不退、精神萎靡的患者，老师张伯祖看后认为属于"热邪伤津，体虚便秘"，需用泻药帮助患者排出干结的大便，但患者体质极虚，不能承受强烈的泻药。张伯祖一时竟没了主张。张仲景站在一旁，忽然想到一个法子。他取来一勺黄澄澄的蜂蜜，微火煎熬，并不断地用竹筷搅动，把蜂蜜熬成黏稠的团块，待其稍冷，把蜂蜜捏成一头稍尖的细条形状，然后将尖头朝前轻轻地塞进患者的肛门。一会儿，患者拉出一大堆腥臭的粪便，病情好了一大半。可见蜂蜜外用也有润燥的作用。

【性味归经】甘，平。归肺、脾、大肠经。

【功　　效】补中，润燥，止痛，解毒。外用生肌敛疮。

【主治病症】脾气虚弱，脘腹挛急疼痛，肺燥干咳，肠燥便秘，解乌头类药毒；外治疮疡不敛，水火烫伤。

【用法用量】入煎剂，15～30g，冲服。外用适量。

【注意事项】本品有助湿满中之弊，又能滑肠，故湿阻中满，湿热痰滞，便溏泄泻者慎用。

药膳食疗

• **蜂蜜萝卜**

做法：取鲜白萝卜洗净，切丁，放入沸水中煮沸捞出，控干水分，晾晒半日，然后放锅中加蜂蜜150g，用小火煮沸调匀，晾冷后服食。

功效：理气和中。

- **鲜百合蜂蜜**

  做法：鲜百合 50g，蜂蜜 1 ~ 2 匙。百合放碗中，加蜂蜜拌和，上屉蒸熟。睡前服。

  功效：补中安神。

- **蜂蜜核桃肉**

  做法：蜂蜜 1000mL，核桃肉 1000g，核桃肉捣烂，调入蜂蜜，和匀。每日 1 ~ 2 匙，温开水送服。

  功效：补肾壮阳，敛肺定喘。

  医海拾贝

- 《本草经疏》：石蜜，其气清和，其味纯甘，施之精神气血，虚实寒热，阴阳内外诸病，罔不相宜。《经》曰：里不足者，以甘补之。同芦根汁、梨汁、人乳、牛羊乳、童便，治噎膈大便燥结，用此润之，有痰加竹沥。炼熟和诸丸药及膏子，主润五脏，益血脉，调脾胃，通三焦。涂火灼疮能缓痛。

- 《本草纲目》：其入药之功有五：清热也，补中也，解毒也，润燥也，止痛也。生则性凉，故能清热；熟则性温，故能补中；甘而和平，故能解毒；柔而濡泽，故能润燥；缓可以去急，故能止心腹肌肉疮疡之痛；和可以致中，故能调和百药而与甘草同功。张仲景治阳明结燥，大便不通，蜜煎导法，诚千古神方也。

- 《药品化义》：蜂蜜采百花之精，味甘主补，滋养五脏，体滑主利，润泽三焦。如怯弱嗽咳不止，精血枯槁，肺焦叶举，致成肺燥之症，寒热均非，诸药鲜效，用老蜜日服两许，约月未有不应者，是燥者润之之义也。生用通利大肠，老年便结，更宜服之。

ē jiāo
阿 胶

别名：驴皮胶。

【诗画本草】

《清森阁集·思生》

明·何良俊

万病皆由气血生，将相不和非敌攻。

一碗阿胶常左右，扶元固本享太平。

物华撷珍

阿胶为马科动物驴的皮经煎煮、浓缩制成的固体胶。将驴皮漂泡，去毛，切成小块，再漂泡洗净，分次水煎，滤过，合并滤液，用文火浓缩（可分别加入适量的黄酒、冰糖和豆油）至稠膏状，冷凝，切块，阴干。本品为长方形或方形块，黑褐色，有光泽。质硬而脆，断面光亮，碎片对光照视呈棕色半透明状。气微，味微甘。

阿胶与人参、鹿茸并称滋补三大宝。早在《神农本草经》中就有阿胶"久服轻身益气"的记载，郦道元在《水经注》中亦云："东阿有井大如轮，深六七丈，岁常煮胶以贡天府。"说明阿胶在古代是作为朝贡的珍品。宋代理学大师朱熹，以孝闻名。其母年迈时体虚多病，朱熹到山东时发现这里很多老人不仅高寿，而且面色红润，步伐稳健，一问，原来他们有时常吃阿胶的习惯，朱熹修书奉劝其母常食阿胶："慈母年高，当以心平气和为上，少食勤餐，果蔬时伴。阿胶丹参之物，时以佐之，延庚续寿，儿之祈焉。"可见阿胶的补益功效被人们广泛认可。

【性味归经】甘，平。归肺、肝、肾经。

【功　　效】补血止血，滋阴润燥。

【主治病症】血虚萎黄，眩晕心悸，肌痿无力，吐血尿血，便血崩漏，妊娠胎漏，热病伤阴，心烦不眠，虚风内动，手足瘛疭，肺燥咳嗽，劳嗽咳血。

【用法用量】水煎服，3～9g，烊化兑服。润肺宜蛤粉炒，止血宜蒲黄炒。

【注意事项】本品性质黏腻，有碍消化，故脾胃虚弱者慎用。

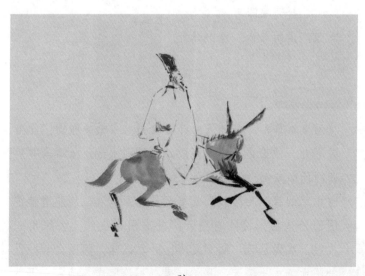

驴

- **阿胶花生大枣汤**

  做法：阿胶 9g，花生仁 20g，桂圆肉 15g，大枣 3 枚，红糖适量。将花生仁、桂圆肉和大枣放入砂锅中，加适量清水，大火煮沸后转小火煲 1 小时，再放入阿胶，煮至阿胶溶化，加红糖调味即可。

  功效：补气滋阴，养血生血。

- **阿胶牛肉汤**

  做法：阿胶 10g，牛肉 200g，米酒、姜、盐各适量。牛肉切块，用开水氽 3 分钟去血水，将牛肉块和姜片放入砂锅中，加适量清水和米酒，大火煮沸转小火煲 2 小时；放入阿胶，煮至阿胶溶化，再加盐调味即可。

  功效：滋阴养血，温中健脾。

药食同源
手绘本草

330

医海拾贝

- 《汤液本草》：益肺气，肺虚极损，咳嗽唾脓血，非阿胶不补。仲景猪苓汤用阿胶，滑以利水道。《活人书》四物汤加减例，妊娠下血者加阿胶。
- 《本草纲目》：阿胶，大要只是补血与液，故能清肺益阴而治诸症。按陈自明云：补虚用牛皮胶，去风用驴皮胶。成无己云：阴不足者，补之以味，阿胶之甘，以补阴血。杨士瀛云：凡治喘嗽，不论肺虚、肺实，可下可温，须用阿胶以安肺润肺，其性和平，为肺经要药。小儿惊风后瞳人不正者，以阿胶倍人参煎服最良，阿胶育神，人参益气也。又痢疾多因伤暑伏热而成，阿胶乃大肠之要药，有热毒留滞者，则能疏导，无热毒留滞者，则能平安。数说足以发明阿胶之蕴矣。

- 《本草经疏》：阿胶，主女子下血，腹内崩，劳极洒洒如疟状，腰腹痛，四肢酸疼，胎不安及丈夫少腹痛，虚劳羸瘦，阴气不足，脚酸不能久立等证，皆由于精血虚，肝肾不足，法当补肝益血。《经》曰：精不足者，补之以味。味者阴也……此药……具补阴之味，俾入二经而得所养，故能疗如上诸证也。血虚则肝无以养，益阴补血，故能养肝气。入肺肾，补不足，故又能益气，以肺主气，肾纳气也……今世以之疗吐血、衄血、血淋、尿血、肠风下血、血痢、女子血气痛、血枯、崩中、带下、胎前产后诸疾，及虚劳咳嗽、肺痿、肺痈脓血杂出等证神效者，皆取其入肺、入肾，益阴滋水、补血清热之功也。

鳖甲

biē jiǎ

别名：上甲，鳖壳，甲鱼壳，团鱼壳，团鱼盖，团鱼甲，鳖盖子。

【诗画本草】

《放鱼书所钥户》
唐·冯道
高却垣墙钥却门，监丞从此罢垂纶。
池中鱼鳖应相贺，从此方知有主人。

物华撷珍

　　本品为鳖科动物鳖的背甲。全年均可捕捉，以秋、冬二季为多，捕捉后杀死，置沸水中烫至背甲上的硬皮能剥落时，取出，剥取背甲，除去残肉，晒干。本品呈椭圆形或卵圆形，背面隆起，外表面黑褐色或墨绿色，略有光泽，具细网状皱纹及灰黄色或灰白色斑点，中间有一条纵棱，两侧各有左右对称的横凹纹 8 条，外皮脱落后，可见锯齿状嵌接缝。内表面类白色，中部有突起的脊椎骨，颈骨向内卷曲，两侧各有肋骨 8 条，伸出边缘。质坚硬。气微腥，味淡。

　　清朝光绪皇帝自幼体弱多病。青年时的一天清晨，他忽觉腰中间疼痛，俯仰皆痛，不能自已。次日晨起，腰左侧疼痛更重，其后更是一日甚于一日，宫中太医绞尽脑汁开了不少药却没有一点

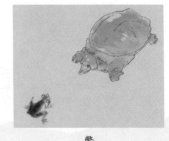

鳖

药食同源 手绘本草

332

效果。他斥责太医道："屡服汤剂，寸效全无，名医伎俩，不过如此，亦可叹矣。"然后诏谕天下，寻求名医。民间一医家声称能治光绪帝的病。他号脉之后，开出了一张药方。只见药方上画了一只鳖，其旁写道：将此背甲与知母、青蒿水煎服，连服一个月。光绪帝半信半疑，便试服了药，不想一个月后，他的病情果然好转。由此可见鳖甲的药用价值。

【性味归经】咸，微寒。归肝、肾经。

【功　　效】滋阴潜阳，退热除蒸，软坚散结。

【主治病症】阴虚发热，骨蒸劳热，阴虚阳亢，头晕目眩，虚风内动，手足瘈疭，经闭，癥瘕，久疟疟母。

【用法用量】水煎服，9～24g，先煎。本品经砂烫醋淬后，更容易煎出有效成分，并除去腥气，便于服用。

【注意事项】脾胃虚寒者忌服，孕妇慎用。

药膳食疗

- **鳖甲粥**

  做法：鳖甲 30g，大米 100g，白糖适量。将鳖甲放入铁锅中，加食醋适量翻炒片刻，取出打碎，而后放回锅中，加清水适量，浸泡 5～10 分钟后，水煎取汁，加大米煮粥，待熟时，调入白糖，再煮一二沸即成，每日 1 剂。

  功效：滋阴潜阳。

- **大枣鳖甲汤**

  做法：鳖甲、大枣放入锅中，加水 500g，放在小火上慢炖 1 小时；再加入白糖、醋稍炖即可。

  功效：滋阴润阳，软坚散结。

三七鳖甲炖瘦肉

做法：三七、鳖甲、红枣洗净；猪瘦肉洗净，切块；把全部用料一齐放入炖盅内，加开水适量，炖盅加盖，文火隔开水炖3小时，调味即可。

功效：活血化瘀，软坚散结。

医海拾贝

- 《本草衍义》：鳖甲，《经》中不言治劳，惟蜀本《药性论》云，治劳瘦，除骨热，后人遂用之。然甚有据，亦不可过剂。

- 《本草经疏》：主消散者以其味兼乎平，平亦辛也，咸能软坚，辛能走散，故《本经》主癥瘕、坚积、寒热，去痞疾、息肉、阴蚀、痔核、恶肉；《别录》疗温疟者，以疟必暑邪为病，类多阴虚，水衰之人，乃为暑所深中，邪入阴分，故出并于阳而热甚，入并于阴而寒甚，元气虚羸，则邪陷而中焦不治，甚则结为疟母。

- 《本草汇言》：鳖甲，除阴虚热疟，解劳热骨蒸之药也。魏景山曰，鳖甲虫也，与龟同类而异种，亦禀至阴之性，入肝，统主厥阴血分为病……厥阴血闭邪结，渐至寒热，为癥瘕、为痞胀、为疟疾、为淋沥、为骨蒸者，咸得主之。倘阳虚胃弱，食饮不消，呕恶泄泻者，阴虚胃弱，吞咽不下，咳逆短气，升降不足息者，用此无益也。

- 《本草新编》：鳖甲善能攻坚，又不损气，阴阳上下有痞滞不除者，皆宜用之。但宜研末调服，世人俱炙片入汤药中煮之，则不得其功矣。或问鳖甲善杀痨虫，有之乎？曰：不杀痨虫，何以能除痨瘦骨蒸……杀虫，而又补至阴之水，所以治骨蒸之病最宜。

索 引

药食同源 手绘本草